吃出健康很简单

刘烈刚　杨雪锋　主编

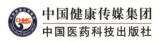
中国健康传媒集团
中国医药科技出版社

内容提要

　　本书是《智慧生活·健康饮食》科普类丛书之一。《吃出健康很简单》一书以饮食中存在的风险、大众的饮食习惯、膳食结构，以及针对慢性病人的"营养处方"为出发点，结合中国人平时喜爱的饮食种类，教会读者如何辨识食品安全风险、如何管理好自己和家人的每日三餐，做到平衡膳食，吃"对"食物，吃"好"食物，吃出健康。本书侧重于饮食安全解析和膳食营养指导，纠正令人困惑的饮食安全误区和营养误区，是一本适合所有人的营养健康管理读物。

图书在版编目（CIP）数据

吃出健康很简单 / 刘烈刚，杨雪锋主编. —北京：中国医药科技出版社，2019.5（2024.9重印）

（智慧生活·健康饮食）

ISBN 978-7-5214-0663-4

Ⅰ.①吃⋯　Ⅱ.①刘⋯ ②杨⋯　Ⅲ.①食品营养－基本知识　Ⅳ.①R151.3

中国版本图书馆CIP数据核字(2019)第015910号

吃出健康很简单

美术编辑　陈君杞

版式设计　大隐设计

出版	中国健康传媒集团 ｜ 中国医药科技出版社
地址	北京市海淀区文慧园北路甲 22 号
邮编	100082
电话	发行：010-62227427　邮购：010-62236938
网址	www.cmstp.com
规格	710×1000mm $\frac{1}{16}$
印张	12 $\frac{3}{4}$
字数	137 千字
版次	2019 年 5 月第 1 版
印次	2024 年 9 月第 3 次印刷
印刷	河北环京美印刷有限公司
经销	全国各地新华书店
书号	ISBN 978-7-5214-0663-4
定价	39.00 元

编委会

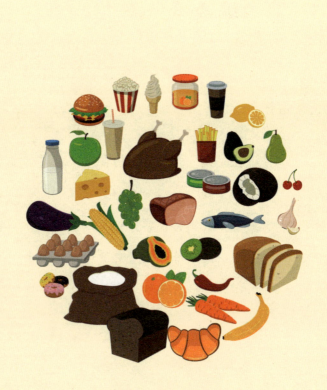

前言

随着新媒体的迅猛发展，我们进入了人人都有麦克风，处处都是自媒体的时代，关于食品安全、饮食健康的任何一点风吹草动都会被实时曝光、无限传播。在铺天盖地的负面信息当中，人们对食品安全失去了信任，对分辨传言的真假也没了耐心，甚至失去了经营健康三餐的热情，因为"反正吃什么都有毒"。

其实，这种心态本身就给自己和家人的健康带来了巨大的潜在风险。世界上存在各种安全隐患，各种信息对错交织，我们应该做到，越是在纷繁的信息当中，越要擦亮眼睛，找到可靠的信息来源；越是在混乱的说法当中，越要提高能力，辨别食品中的安全隐患。

很多人会问"我们还有什么能吃""怎么才能吃得更健康""得了'富贵病'应该怎么吃""出门下馆子还能放心吃吗"……实际上，当我们抛开那些消极态度，积极客观地分析影响身体健康的各种风险因素时，也不外乎两种因素：食品安全和营养均衡。两者同样重要，虽然对于前者我们能力有限，但是控制后者风险的能力则几乎完全把握在我们自己手中。目前最为高发的疾病，如糖尿病、高血压、痛风等，都与营养均衡有着极为密切的关系，与食品安全因素并没有明确的关系。除此之外，很多其他的疾病，如缺铁性贫血、骨质疏松、胆结石、习惯性便秘等也与营养因素密切相关。可以说，良好的营养能够帮助人体预防大部分慢性疾病。

但是强调营养均衡的重要性，并不意味着食品安全因素不重要。要想真正得到相对安全的饮食生活，就要掌握正确的知识，不要轻信饮食谣言。学会辨别饮食中存在的安全风险，了解如何合理烹调避免食物本身产生致癌物质，学会为家人合理搭配膳食，掌握家庭食品保存的要点，懂得如何避免细菌性食物中毒，才能有效提高日常饮食的安全性，减少许多不必要的纠结和恐慌。同时做到尽量避免食用过多的脂肪、糖、盐等不健康食品配料，减少患慢性疾病的风险。

本书主要通过六部分内容向读者介绍与日常饮食健康相关的知识，告诉读者如何辨别包装陷阱，远离各种概念忽悠；给读者分析很多日常流传的谣言误区，比如"隔夜致癌"；给读者推荐适合不同人群的饮食建议，比如针对儿童在不同时期的饮食建议；针对慢性病患者的饮食宜忌，比如痛风患者、糖尿病患者应该如何吃水果；告知读者如何避免厨房可能存在的安全问题，比如某些食物在储藏过程中可能发生的变质及保存要点，家庭烹调不当所带来的食品安全隐患；帮助经常外出就餐的人群对饮食安全与健康提高警惕，比如点餐过程中的营养搭配，如何辨别餐馆食物的新鲜与否等。虽然本书不能将食品安全和营养均衡相关的饮食健康问题面面俱到，但读者如果能够按照营养平衡和食物多样的原则，选择新鲜天然的食物，再合理储藏、低温烹调，就能做到营养与安全兼顾了。

食品安全与饮食健康的关键在于正确认识风险、合理搭配食物。只要大众能够充分了解食品安全的风险所在，知道怎样应对，就会大大降低食品安全带来的恐慌，避免被食品谣言牵着鼻子走。希望本书能够让人们在纷乱的信息当中，找到安全饮食的大方向，在超市和厨房中能够更理性、更轻松、更明智地应对与食品健康相关的各种挑战，保护好自己和家人的健康。

编者

2019 年 1 月

目 录

吃得安全，从学会辨别饮食中存在的风险开始

吃得健康，合理膳食平衡营养是关键

呵护全家，学会为自己和家人搭配最佳的饮食方案

重拾健康，疾病患者为自己量身定制的营养处方

厨房安全，把好舌尖上的最后一关

在外吃饭要当心

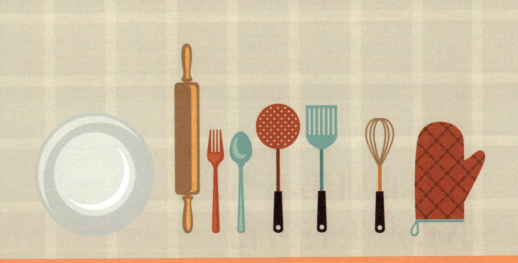

吃得安全,
从学会辨别饮食中
存在的风险开始

1/

烹调油加热不当，
小心产生有害物

烹调油的安全性一直备受人们关注，地沟油、酸价超标，甚至检出致癌物等一系列的安全问题威胁着人们的健康。烹调油的不安全因素，除了有来自油料种子里天然的毒素、农药污染和环境污染残留的毒素，以及油脂加工过程中可能引入的毒素外，还有一个最大的危险来源——烹调油在不当的加热过程中产生的有害物质。

加热时间越长温度越高，烹调油所产生的有害物质和致癌物就越多。比如采用300℃以上的加热条件，短时间内会产生大量的致癌物——苯并芘。日常炒菜时，加热时间越长，油脂中产生的苯并芘就越多。同时，油脂加热时间越长，其中的反式脂肪酸含量就越多，油脂发生氧化、聚合、环化反应的程度越大，对人体健康的损害就越大。

经常有人喜欢在外就餐，餐馆里反复加热的炒菜油和"过火"的炒菜油中苯并芘含量均相当高。所谓"过火"就是炒菜或颠勺时，锅里着火的现象。这样炒出来的菜，会有一种"焦煳味"，增加了菜品的口感，但是其中的苯并芘含量也会增高。

此外，炒菜后的锅垢，还有油脂加热时，比如油炸时的油烟、烤羊肉串和烤肉所冒的烟气，都富含这类致癌物，经常接触都会增加患肺癌的风险。

2/

烤制鱼、肉会产生致癌物吗

很多人会问烤制鱼、肉类时，烹调温度过高，会产生致癌物吗? 答案是，会! 虽然无法避免这类物质的产生，但是注意选择合适的烤制器具、适当的烤制温度和时间，会尽可能地减少致癌物的产生，将烤制食物中的致癌物控制在可安全食用的范围内。

使用能够定时控温的设备，比如采用烤箱、电饼铛和空气炸锅等，而非炭火或者明火烤制。烤箱、电饼铛和空气炸锅等小家电可以控温加热，只要温度控制在200℃以内，鱼、肉制品表面就不容易产生焦煳的物质，食物中杂环胺类和多环芳烃类致癌物的量就微乎其微。相反，在用炭火或者明火烤制时，我们没办法控制温度，也没办法避免局部过热，所以鱼、肉类食物表面难免出现焦煳物质，产生苯并芘等致癌物的量是烤箱烤制时的十几甚至几十倍。

另外，用烤箱烤制时，推荐使用锡箔纸包裹肉类，锡箔纸和肉之间的空隙中会充满热蒸汽，能避免肉外表面的水分过度散失。这种连蒸带烤的方式，可以控制肉制品表面的温度不容易过度上升，也可以减少食物中有害物质的产生。

所以，相对而言，使用能够定时控温的设备烤制鱼、肉类，并且按照产品说明书的程序规范操作，不要让肉类过热，避免产生明显的黑色焦煳物质，烤到颜色金黄、表面香脆即可，此时的食物也是最安全的。

3/

食品中真的有
"尼古丁"吗

  很多食物中都含有天然有毒成分，比如有网络传言提到，番茄里面含有尼古丁，引起了很多人的恐慌。那么食品中真的有"尼古丁"吗？答案是，有！

  但是，这并没有什么值得担心的。一方面，番茄里面的尼古丁含量甚微，和香烟无法比拟，不会达到危害人体的程度；另一方面，尼古丁在人体内的代谢速度非常快，并不会在体内累积，微量摄入尼古丁并不会对人体造成危害。

  还有研究表明，对于暴露于二手烟中的怀孕、哺乳期的实验动物来说，番茄汁对动物宝宝还有保护作用。而按照这项研究推算，每天饮用大约 375 毫升的番茄汁就可以提供足够的番茄红素，来保护体重 60 公斤的怀孕的成年女性。

所以，事物都有两面性，并不是非黑即白，需要辩证地去看待，食物毒素也是一样。当听到一种食物中含有某种有毒物质时，千万不要盲目惊慌，要先问自己几个问题：

1. 这种有毒物质含量有多高？ 能达到明显产生有害作用的程度吗？如果含量很低，基本无须担心，离开剂量谈毒性都是不科学的。比如砒霜，摄入足够少就不会中毒，甚至能治病。

2. 含有这种有毒物质的食物，会经常吃很多吗？ 如果吃的量非常小，而且偶尔才会吃，那么被它毒害的可能性就很小。

3. 这种有毒物质在烹调加工过程中能被分解吗？ 如果它容易被分解，就不用太担心，只需烹饪时做好防范即可。比如扁豆中的毒素，煮熟后食用就不会威胁人体健康。

4. 这种有毒物质会在体内累积，还是会被很快分解掉？ 如果可以快速代谢，排出体外，就不用担心。

5. 这种食物中是否含有更多其他有益成分？ 如果它仅含微量有毒成分，更多的是促进健康的有益成分，那么就不用拒绝这种食物。

6. 除了这种食物，是否还搭配了其他哪些有益健康的食物？ 如果平时的膳食中，注意合理搭配，保证了膳食健康，也不用过于担心。

7. 除了饮食以外，是否注意积极锻炼身体、保持心情愉悦、呼吸新鲜空气？ 健康的生活方式是健康的前提，可以帮助人体更好地抵御外界风险。

4/

小心水产品吃出病来

水产品因为营养价值高，而且味道鲜美，深得人们喜爱。但是好吃，也不可随意吃，小心吃出病来。

水产品通常会存在致病菌、寄生虫、重金属等各种环境污染、过敏和不耐受，以及增加患某些疾病的风险等 5 类安全隐患。

人体对于水产品中可能存在的致病菌和寄生虫的抵抗力因人而异。因为每个人的消化系统和免疫系统的能力不同，所以对这类不安全因素的反应也不一样。食物中的致病菌很容易通过胃进入肠道，导致细菌性食物中毒。因此，对于肠胃功能较弱的人来说，要少吃水产类食物。而且一定要充分加热，不能一味追求鲜嫩，更不能生吃。

水产品中的污染，即便充分加热也无法有效除去。一方面，养殖环境的水质无法保证，水产品容易吸收其中的污染物质；另一方面，水产品本身有富集环境污染物的特性。在我国，水产品富集的主要污染物是砷和镉等重金属。而且水产品富集农药污染的能力远高于蔬菜和粮食。因此，为了避免摄入过多环境污染物，人们应该适量食用，不可多吃，每天摄入 75~100 克即可。

水产品中容易引起过敏和不耐受问题的物质，用蒸煮 10 分钟的方法也是很难去除的。

另外，血尿酸高和痛风患者、肝肾功能受损者、消化系统疾病患者，以及过敏体质的人群，一定要控制水产品的摄入量，保证长远的健康。

5/

看穿食品的
美色和美味

食品的美色和美味毫无例外地来自食品添加剂。随着人们生活水平的提高，消费者对食品的追求也不再是解决温饱的问题，而是越来越多的追求食品要有美妙的口感、鲜艳的色泽。比如酸甜的糖果、酥脆的饼干和柔软的蛋糕等都来自于香精、色素，以及起酥油的完美功效。

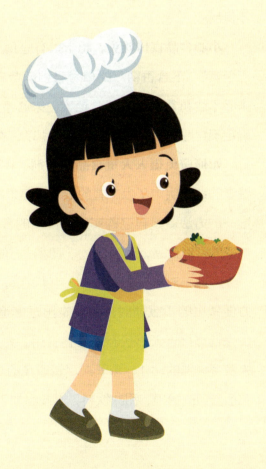

正确认识食品添加剂。食品添加剂是现代食品工业的基础，随着食品工业的发展，食品添加剂的应用越来越广泛，食物的外观、口感、方便性和保存时间等都有了明显提升。如果真的不使用食品添加剂，而单纯地按照家庭方式来生产，只怕大部分加工类食品都会难看、难吃、难以保存，或者价格高昂，是消费者难以接受的。实际上，国家允许使用的食品添加剂的整体安全性是比较高的，在正常用量下不会引起不良反应。

小心食品宣传噱头。超市里有些食品打着"不含防腐剂""不含人工色素""不含香精"的口号吸引消费者。其实这些食品不含防腐剂，未必不含抗氧化剂；不含色素，未必不含膨松剂；不含香精，也不能确定不含增稠剂等其他添加剂。所以，看到这类食品广告要注意分辨。

如何避免摄入大量食品添加剂。在这个消费决定生产的时代，消费者的选择决定了生产者的行为。要想真正避免大量摄入食品添加剂，唯一的方法就是自己购买新鲜天然的食品原料，按照传统方式，制作健康的家庭食品，而不是一味追求"方便""快捷"。

因此，对于食品添加剂，我们在肯定它们对食品的安全、美味和方便做出的贡献同时，又要走出过度追求口感、色泽、味道的误区，优先选择接近天然状态的食物食用。尤其是对2岁以下，生理功能尚未发育成熟的幼儿，家长应尽量避免给其食用任何含有添加剂的食品，包括彩色的糖果、甜味饮料，以及添加了味精和明矾的膨化食品等。

6/
网上盛行的"纯手工" 食品真的安全吗

当下随着手机互联网的普及，大众消费的渠道也越来越多，更多的人愿意在网上买东西。其中就有打着"纯手工""私家制作"等旗号的食品在网上盛行。但是这类食品真的安全吗？

"纯手工"食品的安全性无法保证。这类食品的生产卫生条件、原料进货渠道和原料质量难以保证，是否具有食品生产经营许可证和生产人员健康证都难以确定，是否经过国家监管部门的抽样检测无法知晓，产品是否有安全的包装材料和运输条件也难以确保，而且食品包装上有没有规范标注生产日期、保质期和营养成分也是消费者需要考虑的。

良心制作也不能保证"纯手工"食品的安全性。即便制作食品的人有良心，也不能保证制作出来的食品让人放心。食品制作还需要专业的食品加工储藏技术和食品安全管理制度，才能保证食品的安全。由于网上的"纯手工"食品没有监管，没有检测数据，消费者很难保证其中的微生物、食品添加剂和环境污染物含量是否超标，单凭人与人之间的信任难以奏效。

做知法懂法有维权意识的消费者。消费者提前了解法律，增强自身维权意识也是保障"纯手工"食品安全的前提。2015 年 10 月 1 日开始执行的新《食品安全法》，对网络食品的安全监管也做了相关说明。其中规定，网络食品交易第三方平台提供者应当对入网食品经营者进行实名登记，明确其食品安全管理责任，依法应当取得许可证的还应当审查其许可证。法律还规定，如果消费者在购买网售食品时合法权益受到损害，也一样要按企业加工食品的规定进行赔偿，而不只是退款。关于赔偿，网购消费者可以直接向食品经营者或者食品生产者要求赔偿，也可以由交易平台提供赔偿。

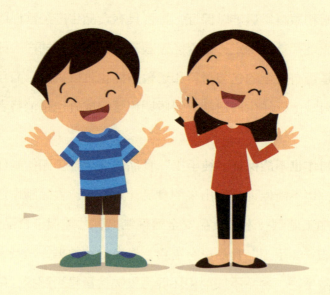

7/

警惕超市熟食区的半价食品

我们知道，超市经常对熟食区卖剩下的食品进行半价处理。有的消费者觉得，这类食品都是加工好之后在货架上放了一段时间了，购买这类食品时，非常担心其中是否含有添加剂。

实际上，人们在购买此类过期或者快过期的熟食时，更应该担心的不是食品中是否含有添加剂，而是应该担心其中可能含有的致病菌。尤其是各类肉制熟食，特别容易滋生致病菌，而且某些细菌还会产生毒素，杀伤力很强。因此，为了尽量延长这类食品的保质期，商家在熟食中普遍添加了能有效抑制细菌的亚硝酸盐。即便如此，这类熟食能够储藏的时间仍然有限。肉类食品原料价格不低，商家轻易不会打半价处理，之所以这么做，很有可能是因为这类食品已经悄悄地滋生了数量超标的细菌。

如果一定要购买这种半价食品，建议食用之前把它们好好清洗一下，去掉表面附着的微生物，然后开水煮沸或者在蒸锅里蒸 10 分钟以上，把微生物和毒素尽可能消灭掉再食用。

判断肉类熟食是否含有亚硝酸盐的小技巧：若瘦肉部分的颜色是粉红色，或者凤爪切口骨髓处的颜色是粉红色，就说明其中添加了亚硝酸盐。

8/

小心"洋快餐"
误了孩子的健康

　　生活中有很多小孩子特别喜欢吃汉堡之类的"洋快餐"。有的家长指望着在快餐店能够通过科学合理的点餐方式，减少快餐中的添加剂对孩子的危害。实际上，这并没有什么实质性的作用。

　　无论选择哪种套餐，所含的添加剂都差不多。汉堡中肉饼里面的亚硝酸盐防腐剂和磷酸盐保水剂，炸薯条中的亚硫酸盐漂白剂、抗氧化剂和消泡剂，炸鸡中的多种增鲜剂和保水剂，还有饮料里面的各类色素、增稠剂、香精等都是快餐中常用的添加剂。添加剂容易引起孩子多动症、注意力不集中、学习障碍、侵略性行为等各种问题。还有研究表明某些合成色素，比如柠檬黄等还会妨碍孩子对锌的吸收，而酥脆类食品中的明矾和氢化油等也不利于孩子智力发育。

　　"洋快餐"里面的添加剂可谓无处不在，真正明智的家长绝不会用这类不健康的食物当成对孩子的爱。一旦孩子形成了不好的饮食习惯，无论再怎么注意改正，都没有太大意义。在孩子的成长过程中，要尽量减少他们和不健康食品接触的机会。父母可以以身作则，做到拒绝甜食饮料、油炸食品、膨化食品等，养成不挑食、不偏食的饮食习惯，给孩子树立健康饮食的好榜样。

9/

正确认识蔬菜中的
农药残留问题

　　任何一种蔬菜都无法脱离环境而生长，因此农药残留问题是不可避免的。相比于微量的农药残留，蔬菜本身的好处也是不容忽视的。

　　研究表明，蔬菜摄入量与癌症、心脑血管疾病、糖尿病、骨质疏松等疾病发生的风险呈负相关。蔬菜中含有丰富的钾、镁、钙、维生素 C、维生素 B_2、叶酸、维生素 K、类黄酮、类胡萝卜素、膳食纤维等促进健康、滋养生命的营养素，是单纯的维生素和其他食物都无法替代的。比如，对于老人来说，绿叶菜中的钙、镁、钾和维生素 K 有助于降低骨质疏松和骨折的风险；对于用眼频繁的人来说，蔬菜中的叶黄素和胡萝卜素有助于预防眼睛衰老等。

　　实际上，我国所用农药的毒性越来越小。而且蔬菜中的膳食纤维和叶绿素都有利于人体排出食物中的有毒物质，其中的抗氧化物质有利于减轻有毒物质的活性。相比之下，鱼肉蛋奶中都有污染，而且其中的难分解污染物水平远高于蔬菜，为了饮食安全，人们更应该控制动物性食品的摄入量。

　　综合来说，蔬菜的益处远大于它的风险。多吃蔬菜，提高饮食质量，身体才能更健康！

10/

如何最大限度地减少食品中污染物的危害

经常有媒体报道一些假冒伪劣食品，导致消费者对于食品安全的信心大打折扣。实际上，去正规渠道购买的食品并没有人们想象中那么危险。那么为了最大限度地减少食品中污染物的危害，让自己的身体尽情吸收食物中所含的健康成分，我们应该注意哪些环节呢？

购买环节。尽量选择天然形态的食品，其中的添加剂含量最少，可以避免摄入绝大部分的食品添加剂。

烹调环节。水果削皮后食用，可以减少表面残留的保鲜剂和大气污染物。在烹调叶菜类蔬菜之前，先把食材焯烫一下，可以去掉大部分残留农药。远离煎炸熏烤，炒菜时不要温度过高，不要过火，避免在厨房里制造污染。

营养平衡环节。摄取足够的维生素、矿物质可以提高人体的解毒能力。摄入充足的膳食纤维，包括粗粮豆类和蔬菜水果所含的膳食纤维等营养素，有助于消化道排除部分污染物质。因此，营养搭配合理，也间接地提高了饮食的安全性。

生活方式环节。采取综合的健康措施提高身体对抗外来有毒物的能力。比如，经常运动健身，可以改善血液循环提高人体对各种毒物的处理能力；充足的睡眠，能够强化人体免疫系统，及时消灭体内的变异细胞，遏制癌细胞的萌芽；保持乐观开朗的心态，提高人体抗污染能力。

11/

如何对待健康食物中的"热量陷阱"

广告宣传的"健康"食物真的可以放心吃了吗？其实不少所谓的健康食品、纯天然食品、低脂食品等可能热量非常高，切不可掉以轻心。那么如何对待健康食物中的"热量陷阱"呢？营养专家给出以下值得参考的原则。

提示食物营养质量。凡是营养价值总体较低的食品，无论是否低脂低糖都尽量少买，比如曲奇、饼干、甜饮料等。因为要控制体重，饮食量就会偏少，对食物的营养质量要求必须更高。

避免广告"陷阱"。凡是声称低糖的食物，要留心其中含有多少淀粉和脂肪；凡是声称低脂的食物，要留心其中含有多少淀粉和糖。声称对心脏有好处的食品，未必对减肥有好处。最好在同类食品中选择总热量最低而蛋白质最高的品种，因为仅仅"低脂"或"低糖"未必就是低热量。

控制食用量。"低热量"产品只承诺在同样的数量下，热量比同类产品低，如果多吃一些，热量当然会增高，万不可因为产品低热量就放心大吃。反过来，哪怕是高热量的食品，只要营养价值高，就不必过分拒绝，比如坚果，每天少量吃几颗，还是有益无害的。

牢记补偿原则。如果额外吃了零食、饮料，甚至牛奶、酸奶和水果，应适当减少三餐的进食量，使摄入的热量与消耗的热量相平衡。无论食物的营养价值多高，热能总不可能是零，如果多吃，都有增加体重的危险。

12/

警惕食物中的游离糖

世界卫生组织在新制定的《成人和儿童糖摄入量指南》（以下简称《指南》）中建议，在人的整个生命历程中减少游离糖的摄入量。成人和儿童对游离糖的摄入量应减至摄入总能量的 10% 以内。如能进一步将其降至低于摄入总能量的 5%，会对健康带来更多好处。

值得注意的是，《指南》中强调的是"游离糖"，并不包括新鲜水果和蔬菜中的天然糖。游离糖包括由生产商、厨师或消费者在食品中添加的单糖和双糖，以及天然存在于蜂蜜、糖浆、果汁和浓缩果汁中的糖分。我们喝的含糖饮料中的糖，制作糕点、烹调时所加的糖等都属于游离糖。

糖的甜味深受喜爱，而且糖可为机体供能，但过多摄入会给健康带来危害。世界卫生组织之所以提出减少游离糖摄入，依据如下。

（1）糖摄入量较少的成年人体重较轻。

（2）饮食中糖分增加，体重就会增加。

（3）与含糖饮料摄入量较低的儿童相比，含糖饮料摄入量最高的儿童趋于超重或肥胖。

（4）游离糖摄入量占摄入总能量的 10% 以上，龋齿发生率较高。

（5）没有证据显示，新鲜水果和蔬菜中的天然糖的摄入对健康有副作用，《指南》中的建议并不适用于新鲜水果和蔬菜中天然糖的摄入。

我国居民对游离糖摄入的实际情况是，整体来说，我国居民游离糖的摄入量平均比欧美国家低。但有些人群吃的糖是偏多的，比如有些人经常吃含糖高的糕点，经常喝咖啡并多加糖，经常喝含糖饮料，烹调时喜欢加好多糖的人，均应当引起注意。因此，基于世界卫生组织的建议，营养专家给出如下建议。

（1）对于一个正常体重的成年人来说，10% 的总能量相当于 50 克糖，5% 的总能量相当于 25 克的糖。应时常估算一下自己吃的糖是否超标。

（2）为了降低多吃游离糖给健康带来的危害，要少吃含糖高的糕点、饮料，烹调时少加点糖。

（3）除了白糖、红糖等纯糖分外，不少加工食品中也含有较多隐形糖，如八宝粥、冰淇淋、奶油蛋糕等。在选购包装食品时，要先看食品营养标签，选购低糖食品。

13/

小心食品包装上的
广告花招

食品广告上只要用上"营养""健康""天然"之类的词汇，消费者就会觉得心里舒服些，更有兴趣购买。最后买到并不适合自己或者与普通产品并无差异的食品。那么目前市场上的广告花招都有哪些值得引起大家注意呢？

在产品标准上做文章。比如，某植物油广告宣称"本品不含胆固醇"，让消费者以为这种植物油就是出众的、健康的新产品，其实所有的植物油都不含胆固醇。还有某植物油广告宣称"健康不油腻"，其实它只是口感不腻，脂肪含量是 99.9%，绝不比其他烹调油的脂肪含量低。因为只要是烹调油，就必须达到这个纯度，否则杂质、水分那么多，下锅就冒浓烟不说，放在超市里几个月就变质了。

避重就轻。又比如，某些饼干点心之类的产品号称"高纤维"。高纤维不等于低脂肪，高纤维的产品往往脂肪含量更高，因为如果不用大量油脂加工，高纤维的产品简直没法下咽。即便纤维对健康有益，也都被高含量的饱和脂肪所带来的坏处抵消了。

"无糖"产品的广告宣传也没好到哪去。消费者同样要非常小心，因为无糖不等于无淀粉，也不等于低脂肪、低能量。比如说，无糖的月饼，糖的份量用淀粉和油脂来填充，照样会升血糖、升血脂，没多大优势。更要小心号称"无蔗糖"的粉糊状食品，只是没有加白糖，并不承诺没有加麦芽糖浆、糊精和淀粉。实际上，糊精和麦芽糖浆升高血糖的速度比白糖还要快。

利用消费者的知识盲点。还有些营销广告会利用消费者不了解食品知识的弱点，想出一些吸引眼球的说法，让消费者听起来似乎感觉很新鲜、有趣。比如某白糖产品在包装上大字印着"甘蔗糖""纯天然"等字样，让消费者觉得其他的白糖产品都不纯、不天然。其实，白糖的学名就是蔗糖，我国绝大部分的白糖产品都来自甘蔗，并不稀奇。

从 2013 年 1 月 1 日起，我国开始实施《预包装食品的营养标签通则》，在一定程度上对虚假广告起到了规范作用。比如，过去可以随便标"富含维生素"，现在如果产品中维生素 A 的含量达不到营养素参考值（NRV）的 15%，就不能说产品里含有维生素 A；如果含量达不到 NRV 的 30%，就不能说"富含"维生素 A。又比如，要宣传某种产品"减脂""减盐"或"减糖"，其含量必须要比同类常规产品低至少 25%，否则不能使用这些词汇。如果号称"无糖"，那么产品中的糖含量必须低于 0.5%；若说"低钠"，产品的钠含量要低于 0.12%。消费者平时应适当了解一些食品营养标签的知识，在购买食品时，应该尽量仔细查看。

14/

保健食品的消费提示

当前，随着人们的保健意识逐渐增强，越来越多的人选择用保健食品补充人体所需要的营养素。这种保健做法无可厚非，但是在消费保健食品时应注意以下事项。

保健食品不能替代药物。保健食品是特殊食品的一种，不能代替药物，食品（含特殊食品）宣传不得涉及疾病预防、治疗作用。保健食品须通过政府主管部门注册或备案才能生产销售。

值得广大消费者注意的是，我国尚未批准过任何"补脑"保健食品。截至目前，我国现有的 27 类保健食品的保健功能声称中没有"补脑"的功能声称。我国从未批准过任何"补脑"保健功能的保健食品，市面上所谓声称"补脑"功能的保健食品存在误导消费者的行为。食用非依法注册或备案的保健食品可能存在食品安全风险隐患。老年人或者焦急备战各类考试的人群千万不要迷信"补脑"神药，以免上当受骗。

购买保健食品要"一查、二看、三对号"。一查：检查保健食品包装上是否有保健食品标志及保健食品批准文号。二看：看清保健食品包装上是否注明生产企业名称及其生产许可证号，生产许可证号可到企业所在地省级主管部门网站查询确认其合法性；市面上所谓声称"补脑"功能的保健食品存在误导消费者的行为；食用非依法注册或备案的保健食品可能存在食品安全风险隐患。三对号：根据自身情况和注册备案产品的保健功能进行选择，切不可偏听偏信、盲目使用和滥用。

15/

饮食中最大的风险在哪里

其实饮食中有些不健康因素，比如食品添加剂、环境污染、农药残留都是我们无法预知和检测的。即便这些因素均能被控制，人们的饮食也不见得会非常健康。

实际上，生活方式不健康才是饮食中最大的风险。有研究表明，营养不平衡、热量过剩、缺乏运动、吸烟酗酒等因素是慢性疾病发生的主要原因，因此肥胖症、糖尿病、心血管疾病等均被称为"生活方式病"。其中运动不足则是造成糖尿病等慢性病的重要诱因。比如有的人肥胖，说自己"喝凉水都长肉"，或指责肉类中的激素让人发胖，却不肯相信缺乏运动和饮食过度才是肥胖的真正原因。

审视自己的饮食习惯，时常问问自己：

（1）吃的食物是否大都是天然形态，有没有吃过多的高度加工食品?

（2）常喝甜饮料、爱吃甜点零食吗?

（3）常吃煎炸食品或者烧烤食品吗?

（4）有没有每天吃杂粮、豆类和薯类食品?

（5）有没有每天吃一斤蔬菜，其中半斤是绿叶菜?

（6）每天至少做 30 分钟运动吗?

明智的消费者知道辨别饮食中的最大风险，善于抓住主要矛盾，守住关键控制点。有些不健康因素是我们没办法改变的，与其抱怨或者恐慌，不如改变自己，把心态放平和，选择天然、新鲜、多样的食物，注重保证一日三餐营养均衡，适量运动，放松心情，让自己跟健康的生活更近一些。

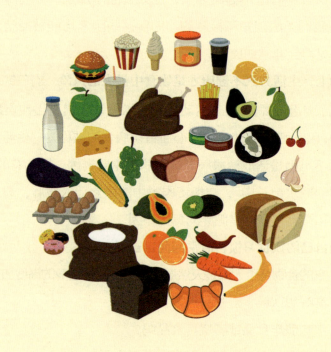

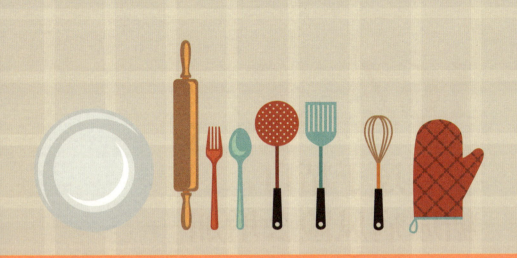

吃得健康，
合理膳食平衡
营养是关键

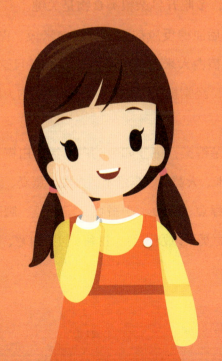

16/

主食过于精白，
糖尿病风险会增加

　　我国居民糖尿病发病率在最近 20 年来呈现飞速上升的状况，其中一个最主要的原因就是，人们的主食精制程度过高。

　　食用过多精白淀粉类食品不利于预防多种慢性病。随着人们生活水平的提高，市售大米、白面越来越白、越来越细，其中维生素和矿物质营养价值不断降低，血糖反应越来越高。调查研究发现，由于人们体力活动严重不足，腰腹肥胖严重，致使胰岛素敏感性下降，血糖控制能力低下，摄入过多白米饭会显著增加糖尿病风险。

　　控制血糖，多吃五谷杂粮类食物是关键。多数五谷杂粮类食材经过烹调后的餐后血糖反应都明显低于白米饭、白馒头，而且维生素、矿物质含量是精白大米的几倍到十几倍。并且这些五谷杂粮类食物，富含膳食纤维，经常摄入，能够帮助肠道中的大肠杆菌水平维持在健康状态。

　　所谓五谷杂粮类，绝非如今的白米饭、白馒头，而是包括各种颜色的糙米、小米、大黄米、高粱米、大麦、燕麦、玉米、荞麦等全谷物，还有红小豆、绿豆、芸豆、干蚕豆、干豌豆、鹰嘴豆、小扁豆等很多富含淀粉的杂豆类，以及土豆、甘薯（包括白薯、红薯和紫薯）、山药、芋头等薯类食物。

17/

选择主食，
应格外注意血糖生成指数

随着年龄的增长，许多人的体重增加、血糖上升，出现胰岛素抵抗等状况。因此，选择主食应当格外重视血糖生成指数。

所谓血糖生成指数，就是指吃了含淀粉或糖的食物之后，血糖升高的速度与同量葡萄糖的比值。一般来说，升糖指数低意味着食物中的葡萄糖吸收速率较慢，血糖不会大幅度波动，对于控制血糖稳定、抑制胰岛素大量分泌很有好处。

不同的粮食用不同的烹调方法处理之后，血糖生成指数会不一样。精白米、富强面粉、白面包、米糕、米粉、年糕、精白挂面、点心面包、甜蛋糕、甜饼干等人们经常吃的食物都属于典型的高血糖生成指数食物，消化吸收速度极快。对需要减肥的人而言，不仅会促进脂肪合成，还会让人食欲大增。相比之下，粗粮、豆类的血糖生成指数较低，消化速度较慢。

此外，质地疏松的发酵食品、膨化食品消化吸收速度快，而质地紧密的通心粉、炒米、干豆类等消化吸收速度较慢。

要降低血糖生成指数，需要注意选择含粗粮、杂粮的食物，而不只是吃精米白面。燕麦、荞麦是经典的低血糖生成指数食品，把粮食类食物和牛奶、鸡蛋、豆类、豆制品一起食用，或者加醋佐餐，也有利于降低血糖生成指数。此外，要尽量避免吃加糖的主食。自己制作甜味主食的时候，最好用木糖醇、低聚糖等非糖甜味剂。

18/

油脂摄入过量，
肥胖就会找上你

　　肥胖人群数量的飞速上升说明我国有很大一部分国民处于能量过剩的状态。之所以会出现能量过剩的情况，除了迈不开腿，更重要的一个原因就是管不住嘴。

　　由于富含脂肪的食物口味好、体积小、热量高，稍不小心就会吃过量，很难控制体重。和花生、坚果之类的天然油脂来源相比，烹调油不含纤维，饱腹感低，营养价值也低，更不利于预防肥胖。也就是说，多吃烹调油能够轻松满足人体所需的能量，但烹调油中既没有维生素 C、维生素 B_2、维生素 A、维生素 D，也没有钾、钙、镁、铁、锌等营养。所以，多吃炒菜油会让人在发胖的同时仍然缺乏多种营养素，身体缺乏活力。

　　当前虽然我国居民的收入水平节节提高，生活水平大大改善但是国民膳食中各种维生素和多种矿物质的摄入量不增反降，只有对油脂类的摄入量随着人们收入的增加而同步上升。同时，超重肥胖率也在同步上升，而超重肥胖状态又增加了罹患糖尿病、高血压、冠心病的风险。对于腹部肥胖的人来说，腹部脂肪减不下来，糖尿病、心脏病的风险就降不下去。

　　因此，结合中国居民膳食指南，每日把总脂肪量控制在 60~70 克为好，其中烹调油不宜超过 30 克。对于需要节食减肥的高血压、高血脂、糖尿病患者来说，应把总脂肪摄入量控制在 60 克以下，其中烹调油不超过 25 克更有利于控制病情。

19/

盐吃多了，
多喝水就行了吗

    有人会说，多吃盐没关系，多喝点水不就行了？事情并没有那么简单。摄入大量的盐之后，人体确实会感觉到渴，于是会多喝水。这些水分子很快就会进入血液，被血液里的钠离子牢牢吸引，使血管膨胀、血压升高。这时候，人也会看起来有点"肿"。而且血液里多余的钠离子被肾小球过滤之后，又在肾小管被重吸收回来，只有很少一部分的钠会从尿液中排出去，所以多余的钠需要时间来慢慢地清除掉。在钠离子被排出体外之前，人体血压会有所升高。而如果怕造成肿胀不多喝水，则容易造成组织脱水。无论是肿胀还是脱水，都会对健康不利。

吃盐太多的危害主要有以下几个方面。

    （1）会增加罹患胃癌的风险，这个结论已经得到循证医学的公认。

    （2）吃过多的盐会增加罹患高血压、冠心病和脑卒中的危险。控盐是预防脑卒中发生最重要的措施之一。

    （3）吃过多的盐会增加肾脏的负担。所有肾功能下降的人都必须严格控制盐的摄入量。婴幼儿的肾功能没有发育成熟，较早吃太多咸味食品也会对肾脏造成极大的压力，甚至造成慢性中毒。

    （4）很多女性朋友都有感觉，在月经来潮前的几天，眼睛和脸会

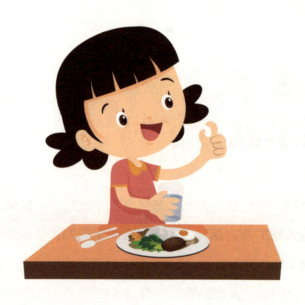

有点肿胀，肚子有点胀，头也有点不舒服。如果吃盐过多，可能会加重这种不适感。

（5）很多人有偏头疼的毛病，有国外研究发现，摄入大量盐是诱发头疼的一个重要因素。

（6）吃盐会增加尿液中钙元素的排出量，从而增加骨质疏松的危险，这一点已经得到了证实。

（7）吃咸味重的食物容易导致咽喉发炎，降低组织黏膜对病毒和细菌的抵抗力，所以患咽喉炎症的人更要避免过咸的食物。此外，有少数研究提示高盐饮食可能会增加哮喘发作的风险。

20/

水果，尽量吃得新鲜又完整

水果是膳食中钾、维生素C、果胶和类胡萝卜素、花青素、原花青素等抗氧化物质的重要来源。由于水果不需要烹调，食用也不需要加盐，所以它们有着高钾低钠的特性，对预防高血压十分有益。大多数完整的水果被人体食用后的血糖反应较弱，而且按热量来计算饱腹感较好，糖尿病患者也可少量食用。

还有研究发现，水果中除了钾之外，还有很多其他有益心脑血管的营养成分，比如其中的多酚类物质，以及槲皮素等类黄酮物质，它们能够促进一氧化氮的释放，改善内皮细胞功能，这是果蔬食物预防心脑血管疾病的机制之一。近年来的人体实验研究表明，富含类黄酮的水果（比如苹果）能够促进人体产生一氧化氮，扩张血管、降低收缩压，这和绿叶蔬菜的作用类似。

然而，水果在打成浆后，抗氧化物质和维生素C损失严重；榨成汁后，膳食纤维损失严重，饱腹感大幅度下降，升高餐后血糖的速度大大加快。因此，膳食指南中推荐食用完整的水果，而不是把它们榨成果汁或打成浆来食用，除非有严重的咀嚼和消化方面的问题。

在新鲜水果之外，还可以少量食用水果干，包括葡萄干、干枣、无花果干、杏干、苹果干、桂圆干、黑加仑干、西梅干、蔓越橘干、蓝莓干等。它们能提供不少膳食纤维和钾元素，但要记得水果干中的糖被浓缩了，比如葡萄从鲜水果变成葡萄干，糖分约被浓缩4倍。所以食用水果干时，也要严格控制食用量避免摄入过量糖分。

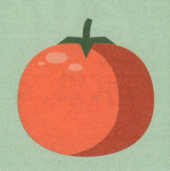

21/

复合维生素
不能代替蔬果

　　蔬果中含有的不仅仅是维生素。蔬菜和水果是人体获得各种维生素的良好来源，但其营养作用远远不止于单纯补充维生素。蔬果中还含有许多维生素以外的营养物质，比如膳食纤维、多酚、花青素等对身体有益的植物化学成分、有机酸、植物蛋白、矿物质等。

　　吃蔬果是对美食的享受。蔬菜和水果不只满足人体对维生素等营养素的需要，其不同的质地和口感还能够丰富食物的多样性、调节胃口，增强饮食过程中心理和精神上的愉悦感。在蔬果摄入不足时，适当补充维生素制剂只是权宜之计。

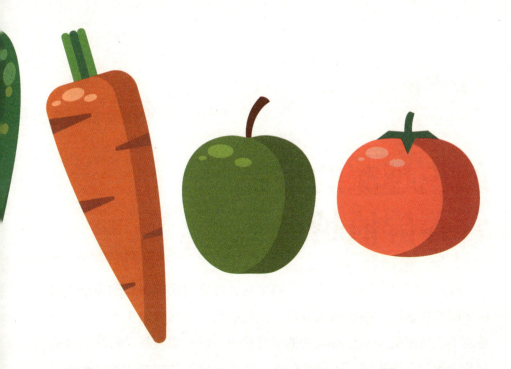

蔬果营养更均衡。蔬果是天然存在的食品，营养较为均衡。复合维生素制剂虽然有"复合"二字，其中的元素也经过了一定的组合与配比，但跟天然成分相比，在营养的均衡方面还差得很远。

复合维生素不可盲目补充。与天然的蔬菜和水果相比，复合维生素制剂中的维生素含量相对较高，盲目补充会有超量的风险，特别是同时服用多种营养素补充片剂时，一定要咨询相关的医生、营养师或专业人士。

任何时候，复合维生素制剂都不能代替蔬菜和水果，我们首先应通过食物来补充多种维生素。除了蔬菜水果，丰富的食物种类更是维生素的巨大宝库，如动物肝脏、水产品、蛋、奶、坚果、粗粮等都含有各种丰富的维生素。当身体对某些维生素十分缺乏，单纯食物中的摄取已经不能满足需求时，应该遵医嘱或在专业人士的指导下服用维生素制剂来进行改善。

22/

颜色越深的果蔬
营养价值越高

　　有关癌症、心脑血管疾病、糖尿病、骨质疏松等疾病的多个流行病学研究均证明，果蔬摄入量与这些疾病发生的风险呈负相关。也就是说多吃果蔬的人患这种疾病的风险较小。每种果蔬都具有其独特的营养价值，在选购时，可以颜色作为其营养价值的判断依据，颜色越深的果蔬营养价值就越高。

　　同一色系的天然植物中，颜色最深的品种通常都是营养价值最高、保健特性最强的品种。比如黑米的营养价值和抗氧化能力大大高于白米。黑小米高于黄小米，黑芝麻高于白芝麻，黑豆的抗氧化指标是黄豆的几倍到十几倍，白色豆子则最低；在蔬菜中，深色蔬菜往往会比浅色蔬菜营养价值更高，比如西蓝花高于白菜花，深绿色的白菜叶高于浅黄色的白菜叶，紫茄子高于浅绿茄子，紫洋葱高于白洋葱，深红色番茄高于粉红色番茄；对于同一棵蔬菜来说，深色的部分也比浅色的部分营养成分和保健成分含量更高，比如青菜的叶子越是深绿，其中叶绿素含量就越高，营养成分就越多，抗突变、降低致癌物作用的功效也越强；水果也是一样，紫葡萄的营养价值高于浅绿色葡萄，黄桃高于白桃，黄杏高于白杏，红樱桃高于黄樱桃。

　　这是因为植物中的各种色素都具有相当大的健康价值，特别是强大的抗氧化作用。而含有较高色素的植物，其抗病性往往更强，营养成分也更为丰富。

23/

吃蔬菜的方式不对，
也会危害健康

绝大多数蔬菜都有降低癌症、心脏病和糖尿病患病风险的作用。
其中绿叶菜是作用最大的，但是却被人们严重低估和忽略了。最新研
究证明，深绿色叶菜对扩张血管、降低血压起着不可忽视的作用。对
于老年人来说，绿叶菜中的钙、镁、钾和维生素 K 有助于降低骨质疏
松和骨折的风险。对于孕妇来说，绿叶蔬菜中叶酸含量较高，有利于
生一个聪明的宝宝。对于用眼频繁的人来说，蔬菜中的叶黄素和胡萝
卜素有助于预防眼睛衰老。对于希望控制体重的人来说，每餐吃一大
盘少油烹煮的绿叶蔬菜，能有效提高饱腹感，又不会让人发胖。虽然
绿叶菜的好处这么多，但是由于人们采取了不当的吃菜方式，不但没
有发挥绿叶菜的功效，反而还会危害健康。

典型的错误吃法就是把绿叶切掉、丢弃，或者把外层绿叶剥下来
抛弃。北方有"绿叶不上席"的传统，去掉叶子的油菜、芥蓝等绿叶
菜的营养价值大大降低，因为绿叶是营养素最密集的地方。绿色叶片
的营养素和保健成分远远高于内层的浅色叶片。还有的家庭吃菜时放
太多油脂，用油泡着蔬菜，是很多地区的常规烹调方法。但这样会把
蔬菜低脂、低热量的好处完全毁掉，油脂令人发胖，也极大降低了蔬
菜预防心脏病的作用。另外一种不健康的吃法就是炒菜时温度过高，

大量冒油烟。产生油烟时，温度已经超过 200℃，过高的温度会破坏食物中的营养成分，并使蔬菜失去预防癌症的作用，油脂受热之后还会产生致癌物。

合理烹调发挥蔬菜的最佳功效。如果希望发挥蔬菜预防癌症的作用，最好生吃；希望蔬菜发挥其预防心脏病的作用，最好能少油烹调，采用煮蒸、焯拌、白灼等烹调方法。

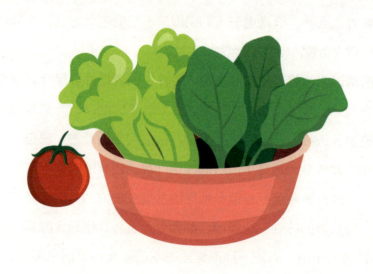

24/

多吃蔬菜是否会造成
肠胃不适

  不同身体状况和消化能力的人对蔬菜的接受能力有差异。对于部分人来说，有些蔬菜可能会引起肠胃不适，比如苦瓜、黄瓜、西葫芦等，有人吃了容易腹泻；韭菜和具有刺激性的生大蒜、生辣椒、生洋葱等也会让部分人感觉不适。这种情况下，完全没必要为了追求食物多样、营养丰富的特点，而勉强食用，只要换成其他蔬菜即可。黄豆芽和豆角必须彻底焖熟，否则其中含有的毒素和抗营养成分会引起人体不适甚至中毒。

  也有些人吃某些蔬菜会感觉腹胀，比如土豆、南瓜、洋葱、西蓝花、菜花等，会发生这种反应的通常是消化吸收不良的人。只要适当少吃一些，或者换其他品种就可以了。当然，根本出路还是加强自己的消化吸收能力。

  还有些人，尤其是小朋友，喜欢餐前生吃某些蔬菜，比如西红柿，容易造成胃内压力升高引起胃扩张，容易导致腹痛、胃部不适等症状。餐后再吃西红柿，可以使胃酸和食物混合从而大大降低酸度，可减轻不适症状。

  另外，从理论上来说有些蔬菜，生吃更能保留其营养成分，发挥更大的功效。由于每个人的胃肠状况不同，对蔬菜生吃的接受能力也不同。如果生吃蔬菜后出现腹痛、腹胀、腹泻等不良症状，完全可以把蔬菜煮熟后再吃，比如部分人生吃洋葱、萝卜等后，可能会感觉不适，熟吃则没有问题。

25/

优质蛋白，
提升食物的
营养素密度

健康饮食并不是越简单越好，只吃点面条、米饭、馒头加腌菜、蔬菜，这种所谓的清淡饮食很难让人体达到营养平衡。足够的蛋白质是营养平衡的重要基石，因此饮食中应该尽量搭配多种类含优质蛋白质的食物，包括海产品、瘦肉、禽肉、蛋类、干豆、坚果和大豆制品等，来提升食物的营养素密度。

把海产品放在第一位，是因为它们不仅脂肪含量低，还含有丰富的 ω-3 脂肪酸，对预防心脑血管疾病来说比红肉有益。不过，虽然过度加工类肉制品和红肉均不利于预防肠癌和高血压，但少量食用肉类是保障铁、锌等微量元素供应，预防贫血、缺锌问题的重要措施。

蛋类虽然含有胆固醇，但也是优质蛋白质、维生素、多种微量元素和磷脂、叶黄素等营养成分的供应来源。目前美国已经取消胆固醇限制，因为胆固醇摄入量不会直接影响血液中胆固醇水平。我国2013年出版的《中国居民膳食营养素推荐摄入量》中对膳食胆固醇摄入量的推荐值是300~500毫克，对胆固醇的限制也有所降低。

另外，植物性食物中的含油坚果、油籽、豆类、豆制品等也能提供不少蛋白质。素食主义者可以用杂豆作为部分主食食材，把坚果和油籽用在零食和菜肴中，再加上豆浆和豆制品，才能较好地满足身体对蛋白质和微量元素的需求。

坚果类。包括核桃、榛子、松子、杏仁、巴旦木（扁桃仁）、腰果、碧根果、夏威夷果、巴西坚果等。

油籽。包括花生、葵花籽、西瓜子、南瓜子、亚麻籽、紫苏子等。

豆类。包括绿豆、红小豆、各种花色和大小的干芸豆、干蚕豆、干豌豆、干豇豆、小扁豆、鹰嘴豆等。

大豆及其制品。包括黄大豆、黑大豆、青大豆，以及水豆腐、豆腐干、红腐丝、豆腐千张、腐竹、豆浆、豆腐乳、豆豉、豆酱等。

26/

吃肉也是
有原则的

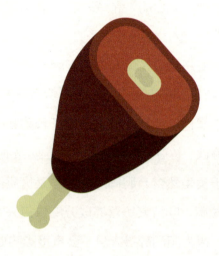

　　研究表明，摄入过多动物蛋白质或动物脂肪会导致癌症的发生率升高。许多家庭顿顿不能离鱼、肉，宴席上更是荤素比例严重失调，这种饮食模式不能不令人忧虑。当然，美味的肉食产生的不只是危害，其中丰富的蛋白质和微量元素对人体也是非常有益的。那么爱吃肉的我们，应该如何做到既满足口腹之欲，又保证营养健康不打折扣呢？把握住一条原则：少吃肉，吃好肉！

首先，要少吃肉。按照中国营养学会的推荐，每天只需吃50~75克肉就够了。减少吃肉的次数和摄入量，可以偶尔吃些味道香美的高脂肪肉类，每次少吃一点，然后增加运动量。如此，既能够满足食欲，感受生活的美妙，又能避免摄入过量肉类脂肪，减少发胖的危险。即便肉食中存在污染，由于数量有限，也不会给人体带来太大危害。少吃一些肉食也能减少癌症、心脏病、痛风、脂肪肝等与过量食用鱼肉海鲜相关疾病的发生。

其次，要吃好肉。不同种类的肉，脂肪含量不一样，甚至不同部位、不同品种、不同育肥程度的肉，脂肪含量也相差甚远。凡是多汁的、味香的、柔嫩的，基本上都是高脂肪肉类；凡是肉老的、发柴的、少汁的、香气不足的，基本上都是低脂肪肉类。排骨的脂肪含量可达30%以上，烤鸭的脂肪含量可达40%以上，肥牛肥羊的脂肪含量也相当高，鸡翅也是鸡身上脂肪最多的部位；而肉质柴的鸡胸肉、没香气的兔子肉和质地嫩、没滋味的里脊肉，都是低脂肪肉。低脂肪肉相对来说，比高脂肪肉健康。但是如果不考虑其他食物是否健康，比如吃低脂肪肉的同时，搭配一瓶甜饮料或一份油腻腻的炒菜，即便将高脂肪肉换成了低脂肪肉，也达不到应有的健康效果。

最后，肉选好了，但是不注意吃的方式也无济于事。比如用鸡胸肉做的辣子鸡丁、用兔肉做的香辣兔，还有油盐糖用量均很多的糖醋里脊，这些吃法都和低脂的目标背道而驰。

27/

大豆营养丰富
易吸收

　　现代营养学证实，大豆富含优质蛋白质、不饱和脂肪酸、钙、B族维生素、维生素E和膳食纤维等营养素。大豆蛋白质含量为35%~40%，除蛋氨酸外，其余必需氨基酸的组成和比例与肉类蛋白质相似，而且含有丰富的赖氨酸，是与谷类蛋白质互补的天然理想食品。大豆是优质的蛋白质来源，可以消除因过多食用肉类给健康带来的不利影响。《中国居民膳食指南》中建议，每人每天应摄入25~35克大豆或相当量的豆制品。

大豆中脂肪的含量为 15%~20%，其中不饱和脂肪酸含量占 85%，亚油酸高达 50%。大豆中碳水化合物含量为 25%~30%，有一半是膳食纤维，其中棉籽糖和水苏糖在肠道细菌作用下发酵产生气体，可引起腹胀。大豆中植酸含量较高，可能会影响铁和锌等矿物元素的生物利用率。所以，在食用大豆类食物时，要注意合理搭配。

大豆中磷、铁、钙的含量丰富，明显多于谷类，大豆中维生素 B_1、维生素 B_2 和烟酸等 B 族维生素的含量也比谷类多数倍，并含有一定量的胡萝卜素和丰富的维生素 E。大豆中还含有大豆皂甙、大豆异黄酮、植物固醇、大豆低聚糖等多种有益于健康的植物化学物质。

豆浆中蛋白质的含量与牛奶相当，容易被消化吸收，其饱和脂肪酸、碳水化合物含量低于牛奶，也不含胆固醇，适合老年人及心血管疾病患者饮用。但豆浆中钙和维生素 C 的含量远低于牛奶，锌、硒、维生素 A、B 族维生素的含量也比牛奶低，它们在营养上各有特点，所以最好每天都喝点牛奶和豆浆。

大豆制品通常分为非发酵豆制品和发酵豆制品两类：非发酵豆制品有豆浆、豆腐、豆腐干、腐竹等；发酵豆制品有豆豉、豆瓣儿酱、腐乳、臭豆腐、豆汁等。以提供的蛋白质计，40 克大豆分别相当于200 克豆腐、100 克豆腐干、30 克腐竹、700 克豆腐脑、800 克豆浆。

豆制品发酵后蛋白质部分分解，较易消化吸收，某些营养素（如微生物在发酵过程中合成的维生素 B_2）含量有所增加。大豆制成豆芽，除了含有原有的营养成分外，还含有较多维生素 C，因此当缺乏新鲜蔬菜时，豆芽是维生素 C 的良好来源。

28/

根据营养需要，合理选用豆腐

  豆腐的主要优势，一是提供植物性蛋白质，二是提供大量的钙。用大豆蛋白部分替代鱼、肉有利于控制慢性疾病，而不喜欢乳制品的人，也可以用豆腐替代奶酪和牛奶以供应足够的钙。而且与奶酪相比，豆腐中的镁、钙含量比较高，成酸性较低，有利于骨骼健康。而市面上有北豆腐、南豆腐、日本豆腐、内酯豆腐等各种豆腐，应作何选择呢？

  上等的传统豆腐，清淡微苦，豆香浓郁，软而不散，营养丰富；日本豆腐与传统豆腐相比，出品率高了，质地细腻了，口感水嫩了，苦味没有了，但是营养素含量不高。比如北豆腐又称卤水豆腐，它的成型剂是卤水，质地比较坚实，含水量低，一般为80%~85%，每100

克北豆腐可以提供138毫克钙、63毫克镁、12.2克蛋白质。日常只要吃200克北豆腐，就可以满足一日钙需要量的1/3，比喝半斤牛奶获得的钙还多，非常适合饮食中钙摄入量偏低的中国人。南豆腐又称为石膏豆腐，顾名思义它的成型剂是石膏液，质地比较软嫩、细腻、含水量大，一般为85%~90%，每100克南豆腐可以提供116毫克钙、36毫克镁、6.2克蛋白质；内酯豆腐又称日本豆腐，是用葡萄糖酸内酯作为凝固剂生产的豆腐，添加海藻糖和植物胶等物质进行保水，每100克内酯豆腐含钙17毫克、镁24毫克、蛋白质5.0克。因此要想达到补钙的目标，还是选择传统制作的豆腐更为明智。

由于卤水中含有镁，所以卤水豆腐通常有点苦味。镁是对心血管健康十分有益的一种元素，有助于降低血压，保持动脉血管的弹性，预防心血管疾病的发生，还具有强健骨骼和牙齿的作用。如果希望通过豆腐补充镁元素，选择用卤水点的北豆腐尤其理想。

不同加工工艺的豆腐均可通过配量表辨识。

（1）北豆腐的配料表中标有卤水（氯化钙或者氯化镁）。

（2）南豆腐的配料表中标有石膏。

（3）内酯豆腐（日本豆腐）的配料表中标有葡萄糖酸内酯。

豆腐属于大豆制品，《中国居民膳食指南》推荐每天吃大豆及坚果类25~35克。根据营养素换算成三种豆腐的量大概为：北豆腐87克、南豆腐168克、内酯豆腐（日本豆腐）210克。

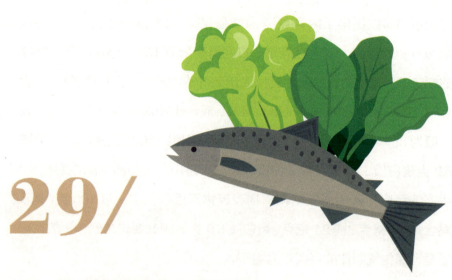

29/

让大脑保持年轻，
经常吃鱼还不够

　　提到预防大脑衰老的食物，人们最为熟知的应该就是鱼类食物了。研究表明，对于 65 岁以上的老年人来说，吃鱼或者服用含有 ω−3 脂肪酸的胶囊可以降低阿尔兹海默病的发病风险。另有研究还发现，阿尔兹海默病患者饮食中的鱼类摄入量都比健康老年人少。膳食中鱼类的摄入量与认知功能之间呈正相关，鱼类摄入量越多的老年人，认知能力越高。

但是吃鱼或者鱼油并不是解决老年性认知衰退的唯一办法。膳食中还有另外一些帮助人体保持大脑健康的食物，比如富含叶酸等维生素和抗氧化物质的蔬菜水果等。研究表明蔬菜水果摄入量高的老年人，其血液当中的抗氧化成分含量高，氧化产物水平低，认知测试得分显著高于蔬果摄入量低的人。还有多项研究发现，在膳食中增加菠菜、蓝莓、草莓、黑巧克力、绿茶、螺旋藻等富含抗氧化成分的食物，对于预防老年人认知功能下降有明显帮助。

但是，另有多项研究发现，老年人水果摄入的多少与认知功能退化并无显著联系，但蔬菜摄入总量越多，认知功能下降的程度就越低。特别是深绿色叶菜，摄入量越高，认知功能衰退的程度越低，差异极为显著。还有研究发现，蔬菜摄入量与老年人的抑郁评分存在负相关。

那么为什么蔬菜比水果更有利于保护大脑呢？ 一方面可能是因为绿叶蔬菜抗氧化物的含量和维生素含量高于大部分水果；另一方面可能是由于水果含有较丰富的果糖，而有研究提示，果糖摄入量高，可能会促进大脑衰老，增加阿尔茨海默病发生的风险。在保护老年人大脑认知功能方面，水果可谓功过相抵了，因此平时膳食中，多摄入蔬菜尤为重要。

除此之外，科学家还提醒人们，平时少吃肉类脂肪，少喝甜饮料，少吃甜点甜食，少吃含大量饱和脂肪酸和反式脂肪酸的食物，减少精米白面比例以降低膳食血糖反应，充分补充各种维生素和微量元素，注意减轻精神压力，多运动，勤动脑。

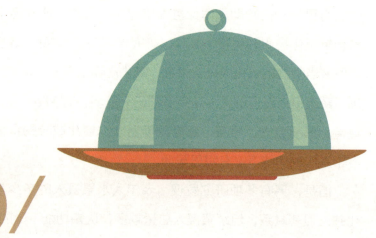

30/

放开胆固醇限制，
和能不能吃动物油无关

胆固醇是人体内正常存在的，皮肤、骨骼、心脏和血液等几乎所有的组织都含有胆固醇，只是含量的多少不同。随着研究的不断深入，学术界总结了各项研究结果，认为胆固醇摄入量和心脑血管疾病风险，以及心脑血管病死亡率之间，并无密切关联。同时，由于受遗传和代谢等因素的影响，人们对膳食胆固醇的吸收，以及胆固醇对血脂的影响存在着很大的个体差异，部分人胆固醇摄入量高还会反馈性抑制自身胆固醇的合成，因此胆固醇摄入量不会直接影响血液中的胆固醇水平。所以，各国先后取消了膳食中胆固醇摄入量的限制。

健康人不用去想胆固醇是否过量的事情，但是需要控制鱼肉蛋奶的总量，因为动物性食物中所含脂肪较多，且多为饱和脂肪酸。目前各国虽然取消了胆固醇限制，但对饱和脂肪酸的摄入限制还在，脂肪总量和总热量也不能过多，否则有发胖和甘油三酯升高的可能。因此，放开胆固醇限制，也不能随意吃动物油，多吃富含纤维的天然植物性食品最重要。

每天 1 个蛋（包括鸡蛋、咸鸭蛋、松花蛋、鹌鹑蛋等含蛋黄的食物）、300 克奶、不超过 75 克肉（包括偶尔少量吃动物内脏）或不超过 100 克水产品的饮食搭配，是不用担心饱和脂肪酸过量的。如果日常饮食中鱼肉蛋奶都有了，就不建议再刻意用动物油做菜，因为食物中已经有了足够的饱和脂肪酸。用排骨煮出来的汤来炖白菜、萝卜相对来说是没有不妥的。

总之，对绝大多数健康人而言，与其盯着含有胆固醇的食物，琢磨什么东西不能吃，不如考虑一下该如何吃得更营养。每天吃足量富含膳食纤维的全谷杂粮和绿叶蔬菜，适当吃些薯类、水果，外加富含植物固醇的豆类和坚果油籽，炒菜时减少油、盐和糖的用量。食物丰富多样了，主食不再全部精白了，烹调少油少盐了，再加上适量的运动，血胆固醇自然就能得到有效控制。

31/

不同人群喝牛奶的最佳时间

根据《中国居民膳食指南》建议，成人平均每天应该摄入300克牛奶（约一次性纸杯一杯半）或相当量的乳制品，这样有助于膳食结构平衡，并能补钙。对于某些特殊人群，如儿童、青少年、孕妇、乳母、老年人、骨质疏松患者等，应喝更多的奶类，可达每天500克甚至更多。知道了喝多少，更想知道什么时候喝才好？专家表示，不同时间喝牛奶，效果可能还真有点不一样。

早上喝。忙碌到没时间吃早餐的上班族，更适合在早上搭配粗粮饼干、面包、馒头等来杯牛奶，可以很好地补充蛋白质、维生素和钙等多种营养素。

晚上喝。成长期的孩子、睡不好觉的成年人或老年人，更适合在晚上来杯牛奶。比起其他食物，牛奶富含色氨酸，有助于安眠。但不建议喝完牛奶马上睡觉，因为临睡前胃里有过多的食物，会增加消化负担，还可能导致多次起夜，都不利于睡眠。建议睡前1小时喝牛奶，让胃有足够的时间休息。

吃饭前。也是一个喝牛奶的黄金时间！有研究发现，吃同样的一餐，如果在餐前30分钟喝牛奶，然后再吃饭，能有效降低餐后血糖反应。而餐后血糖上升延缓，意味着餐后饱腹感能持续更长时间，这对于预防肥胖很有好处。但是对于乳糖不耐受人群，空腹喝牛奶后可能引起胃肠不适，或对牛奶有不良反应，可以换成酸奶、豆浆等。

32/

常温酸奶和冷藏酸奶，如何选择更科学

常温销售的酸奶产品中根本没有活乳酸菌。

那些装在方盒或六角形利乐包装中，能够在室温下存放好几个月的酸奶产品，实际上属于"灭菌"酸奶。

简单来说，就是生产者先是把一些质量不错的乳酸菌加入牛奶中，让牛奶发酵变成酸奶，然后又对酸奶进行了高温加热，把所有的乳酸菌都杀灭了，再在无菌条件下进行利乐包灌装，趁热封装，密封。这样，里面的菌死掉了，外面的菌进不去，所以即便在室温下放几个月，这些酸奶既不会变酸，也不会腐败。如果会变酸说明有活乳酸菌，产生异味说明有杂菌。

当然，这类产品还保持着酸奶的味道，同时不用冷藏，携带方便。虽然它们不能补充乳酸菌，但其中含有大量由乳酸菌发酵产生的乳酸和大部分 B 族维生素，并且钙和蛋白质也没有变少。

多数冷藏酸奶虽然含有活乳酸菌，但不能进入人体肠道里。

绝大多数冷藏酸奶产品中都含有活乳酸菌，也就是制作酸奶时必须添加的"保加利亚乳杆菌"（L 菌）和"嗜热链球菌"（S 菌）。但它们不属于能进入肠道定植的品种，在穿过胃肠道的过程中，起到抑制

有害微生物的作用。虽然这些乳酸菌最终会被胃酸杀死，但是它们的菌体碎片仍然能产生一些有益的免疫调节作用，发酵产生的乳酸也有利于矿物质的吸收和肠道微环境的改善。所以，喝普通酸奶还是比不喝有利于肠道健康。

有少数酸奶产品中添加了嗜酸乳杆菌或双歧杆菌。这两类菌的保健作用更强，而且能够进入大肠中生存，不过在通过胃肠道的时候，绝大多数也都会被胃酸消灭，只有极少数幸运的菌能最终到达大肠中定植。由于大部分酸奶并没有标明到底有多少活的嗜酸乳杆菌或双歧杆菌，因此不必纠结于乳酸菌能否进入大肠，只要相信有比没有好就行了。

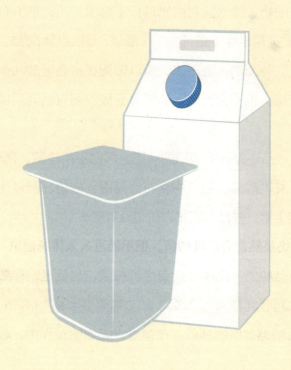

33/

酸奶和乳酸菌饮料，应该买哪个

超市里的乳制品种类繁多，你知道哪种产品适合自己吗？比如你想要补钙和蛋白质应该买哪种产品？想要补充乳酸菌，"畅通"肠道，应该选什么？

首先，能帮你补钙和补蛋白质的是酸奶，而不是乳酸菌饮料。 酸奶制作过程中，完全不加水。只需要奶和乳酸菌发酵剂，加上少量糖和更少量的增稠剂。也就是说，牛奶中的蛋白质和钙在酸奶的发酵过程中，是完全保留的，而其中的乳糖，也在酸奶发酵过程中被分解成乳酸。所以，不能喝牛奶的人，用酸奶来替代牛奶补充钙和蛋白质，是非常适合的。蛋白质在发酵过程中，会变得更易消化吸收；钙也不会损失，而且因为乳酸的存在，更容易被人体利用。

无论乳酸菌是否被消灭，或者是否因为储藏时间长而导致酸奶中的菌量减少，酸奶中的蛋白质和钙都是能够提高牛奶营养价值的。相比之下，活乳酸菌饮料并不是用纯牛奶培养的，它的培养液里所含牛奶蛋白质的量很少，不能替代酸奶起到补充蛋白质和钙的作用。

其次，只有冷藏的、新鲜的活乳酸菌饮料才能有效提供乳酸菌。有很多酸酸甜甜的饮料，自称为"乳酸菌饮料"。实际上，这类饮料也分为很多品种，凡是没有标注含有上亿活菌的，基本没有多少活菌。而那些连冷藏都不需要的乳饮料产品，虽然味道也是酸酸甜甜的，基本不会含有活菌，因为活乳酸菌是不能在室温下长期存活的，必须冷藏，而且随着冷藏时间的延长活菌数量会逐渐减少。

另外，注意查看产品包装上的宣传信息。培养大量经过多年研究的特殊保健菌种，并且要把它们做成活乳酸菌饮料产品，还要保证在保质期内有大量活菌存在是一件高成本和高技术含量的事情。商家一定不会低调销售，肯定会在包装上突出活菌的品种和数量。活菌数量越高，产品所承诺的"畅通"肠道等保健效果就越有保障。

最后，查看保质期。需要注意的是，即便选对了产品，也要注意它们是否被放置在冷藏柜里销售，是否超过保质期。最好买新鲜出厂的产品，回家赶紧放冰箱里，并且及时喝掉。不要花大价钱买来，最后在家里放过期，导致好不容易培养出来的保健菌，还没起到"畅通"作用，就死得差不多了。

通过以上分析，我们知道酸奶的主要作用是补充牛奶中的营养成分，还有一些牛奶没有的好处，而乳酸菌饮料的主要任务是提供乳酸菌。

34/

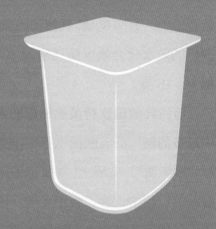

小心酸奶和活乳酸菌饮料中的添加糖

　　酸奶和活乳酸菌饮料的营养和功能各有侧重，都是对人体健康非常有益的乳制品。但是关于其中的添加糖，你了解多少呢？

　　酸奶营养标签中的碳水化合物含量越高，说明其中所含的添加糖就越多。由于酸奶的原料是牛奶，而牛奶中含有 4%~5% 的天然乳糖。乳糖甜度很低，而且在发酵过程中，一部分乳糖变成了乳酸，所以刚发酵完成的酸奶，如果不加糖进行调和，口感很酸，甚至难以下咽。至少要加 6%~7% 的糖，才能让酸奶口感适中。如果想要比较甜的口味，就要加8%~10%的糖。乳糖和添加的糖都是碳水化合物，所以总起来说，酸奶的碳水化合物含量通常为10%~15%，也就是说100克酸奶中含糖10~15克。

而活乳酸菌饮料虽然能帮助人体补充活乳酸菌，但是也要小心其中过多的糖。活乳酸菌饮料确实含有促进人体健康的有益菌，而且号称"零脂肪"，实际上，它们同时也是高糖饮料。这是因为培养大量乳酸菌的过程中，会产生很多酸，跟酸奶一样，在发酵完成后，也需要加入足够多的糖来中和酸味，达到酸甜适中的效果。因此，需要控制血糖的人就不太适合喝了，需要控制体重的人也要小心，因为"零脂肪"不等于零卡路里。

人们都知道酸奶有益健康，但糖除了增加热量、升高血糖之外并没多大好处。所以，选择酸奶或者活乳酸菌饮料类发酵乳制品的时候，最好先看包装上的"营养成分表"，在保证蛋白质含量够高的前提下，表中100克乳制品中"碳水化合物"的含量，大致能反映产品的含糖量。含量低于5%的可以称为低糖产品，含量低于0.5%的是无糖产品。实际上，绝大多数产品的含糖量都会高达百分之十几。因此，抱着这类产品能畅通肠道的想法，喝了400多毫升，结果可能会喝进去60多克糖，远超过世界卫生组织所推荐的每天25克添加糖的限量。

对此，解决方案有两个：一是在摄入活菌的同时限制总量；二是选择含糖量低一些的产品。也就是，优先选择碳水化合物含量低一些的品种。一般来说，儿童产品和果味产品中的含糖量都会偏高一些。

35/

科学饮用发酵果蔬汁

我国《果蔬汁类及其饮料》（GB/T 31121−2014）中规定，发酵果蔬汁饮料是以水果或蔬菜汁（浆）或浓缩果蔬汁（浆）经发酵后制成的汁液、水为原料，添加或不添加其他食品原辅料和（或）食品添加剂的制品。如苹果、橙、山楂、枣等水果和蔬菜经发酵后制成的饮料。

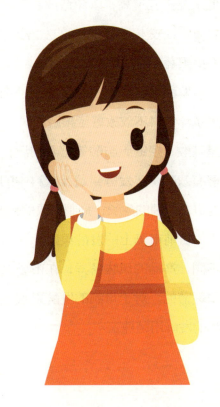

理性选购为品质生活保驾护航。随着人们自我保健意识的增强，消费者对饮料的选择也逐渐理性，绿色营养成为人们选择饮料的重要指标。在选择发酵果蔬汁饮料时，首先要看清标签标识，食品生产许可证编号、生产日期，以及保质期是否齐全，产品的储藏方法以及配料表中是否标注出所添加的菌种。选购发酵果蔬汁饮料也要因人而异，切勿盲目追求或夸大其益生功能，更不可将其替代药物用于治疗疾病。

科学饮用助力健康。发酵果蔬汁饮料可直接饮用，也可兑饮用水，但水温不宜过高，以免造成营养成分的损失并影响口感。由于其营养物质含量较丰富，开封后的发酵果蔬汁饮料应尽快饮用，防止腐败变质。发酵果蔬汁饮料适合广大消费人群，包括老人和小孩，可适量饮用。

发酵果蔬汁为饮品多了一份选择。区别于传统的果汁饮料，发酵果蔬汁饮料不仅改善了果蔬汁风味，而且通过发酵会产生丰富的乳酸、氨基酸、短链脂肪酸等营养物质，赋予果蔬新的营养功能。益生菌发酵有效减少了发酵果蔬汁饮料中的糖分含量。其中一些营养因子可以促进益生菌的生长，抑制腐败菌和改善肠道健康。

目前市场上的发酵果蔬汁饮料多采用规模化生产，因原料和菌种不同，产品的风味各异，在市场上流通的产品的加工过程均是经过灭菌环节的。对于自制的发酵果蔬汁饮料，要注意需采用新鲜果蔬和合格的发酵用菌株。

36/

喝甜饮料到底有多大坏处

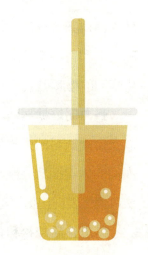

　　甜饮料味道甘甜，清凉可口，很多人不爱喝白开水，总是对甜饮料情有独钟。可是美味背后的危害有哪些你知道吗？

　　促进肾结石。肾结石并非只和食物中含草酸、钙之类的成分有关，有5项关于甜饮料和肾结石关系的流行病学研究，都表明甜饮料消费和肾结石及尿道结石风险有显著相关。研究者分析表示，是甜饮料降低了钙和钾的摄入量，增加了蔗糖的摄入量，可能是引起肾结石患病风险升高的重要因素。

　　促进肥胖。绝大多数流行病学调查和干预实验都表明，摄入甜饮料会促进体重增加，而减少甜饮料摄入有利于控制体重。然而由饮料行业资助的研究往往会得出体重和饮料两者之间关系不大或无关的结论。

降低营养素摄入量。甜饮料占了肚子，吃正餐时食欲下降，会导致人体对膳食纤维、淀粉类主食和蛋白质的摄入量减少。对于发育期的儿童和青少年来说，可能会造成虚胖。多喝甜饮料的人，整体上维生素和矿物质摄入不足。

强力促进糖尿病。有追踪调查研究表明，每天喝 1 听约 355 毫升以上含糖饮料的人患糖尿病的风险是几乎不喝甜饮料的人的 2 倍。在人们的体重指数完全相同、每日摄入的能量也完全相同的情况下，甜饮料仍然表现出促进糖尿病发生的作用。

易患骨质疏松和骨折。研究发现，喝甜饮料越多的人，奶类产品就喝得越少，钙的摄入量也越低。甜饮料和骨密度降低之间有显著联系，也有研究提示，多喝甜饮料有增加骨折危险的趋势。

促进龋齿。多项研究表明，甜饮料摄入量和龋齿形成的危险呈正相关。因为甜饮料易造成体内钙丢失，从而让牙齿变得脆弱。

促进痛风。有研究证实甜饮料会增加内源性尿酸的产生，提高人体患痛风的风险，还有少数研究提示甜饮料摄入量多的人，血压可能也会更高。

这些甜饮料包括碳酸饮料、果汁饮料、功能型饮料，甚至包括纯果汁。只要含糖，无论是蔗糖还是葡萄糖，无论是水果本身所含的糖，还是添加进去的果葡糖浆，都有潜在的害处。如果一定要喝甜饮料的话，优先选择低糖或无糖的饮料。建议每天喝甜饮料的量控制在 355毫升以下，而且尽量不和其他的甜食同用。

37/

维生素饮料真的
有益健康吗

市场上饮料的品种越来越多，维生素饮料就是其中一种。很多人选用的同时也会疑惑，维生素饮料真的对身体好吗？

首先，喝饮料并不能作为人体所需营养的主要来源。人体需要 40 多种营养素，主要来自于各种各样的食物，通过合理膳食是能满足要求的。通过喝水或饮料也能提供一定量的营养素，但不应该作为人体所需营养素的主要来源。

其次，维生素饮料与水果中的维生素不同。维生素饮料中添加的维生素大都是人工合成的。而水果中的维生素是天然的，除了维生素、矿物质和膳食纤维外，还含有有益健康的植物活性物质，如类黄酮、花青素等，这是维生素饮料所不能提供的。另外，水果含有维生素的同时，还含有其他营养素，可以发挥协同作用促进其他营养素的吸收利用。而维生素饮料中所含的营养素单一，经常喝含糖多的维生素饮料，会影响食欲，导致微量元素摄入不足。因此，不要用维生素饮料代替水果。

再次，长期把维生素饮料当水喝，易导致肥胖。因为大多数饮料都含添加糖，含有较多的能量，维生素饮料也不例外。例如，某种维生素 C 饮料，200 毫升含能量约 76 千卡，按照正常人每天至少喝水 1200 毫升计算，与白开水相比，就会多摄入 450 千卡左右的能量。这些能量如果不能通过运动消耗，就会转化成脂肪储存在体内，长期如此就有可能引起超重或肥胖。

最后，过量摄入维生素饮料会影响其他营养素的摄入。虽然维生素饮料中的维生素多是水溶性维生素，如维生素 C 或 B 族维生素，进入人体后可通过尿液排出，较少发生中毒情况，但也不可无限制摄入。如果同时服用维生素补充剂，加上维生素饮料及膳食中摄入的维生素，维生素的摄入总量就有可能过量，对身体无益。 水溶性维生素之间也会有一定的相互影响，如维生素 C 摄入过多会破坏食物中的维生素 B_2，降低其生物利用率等。还需要注意的是，由于饮料含糖较多，喝太多会影响食欲，一日三餐吃不好，长时间会影响其他营养素的摄入、吸收利用，出现营养缺乏的问题。

因此，白开水才是满足人体健康、最经济实用、易被吸收的首选饮用水。在温和气候条件下，成年人每日最少饮水 1200 毫升；在高温或强体力劳动条件下，应适当增加。少量多次，每次 200 毫升左右为宜。

38/

啤酒可以当作液体面包吗

啤酒又叫麦酒，是历史最悠久、普及范围最广的含酒精饮料之一，大约是在 20 世纪初传入我国，其销量在世界上排名第三。

制作啤酒的原料有大麦、水、啤酒花、酵母，以及一些辅助原料，包括玉米、大米、小麦和糖类等。其主要工艺包括麦芽加工、啤酒酿造和灌装三个流程。

啤酒的主要成分是水，此外还含有一些维生素 B_1、维生素 B_2 和钙、磷、钾、钠、镁等矿物质，以及少量的蛋白质。100 克啤酒约含 32 千卡的能量，喝 1 瓶 750 毫升的啤酒就会摄入 240 千卡的能量，相当于 1 个馒头所含的能量。经常大量喝啤酒，体重会不知不觉地增加，腰围也会变粗，慢慢形成"啤酒肚"。

尽管啤酒含有一定量的维生素和矿物质等营养素，但毕竟其营养不全面，因此不能把啤酒当作"液体面包"作为营养素的来源。啤酒也是酒，虽然属于低酒精度饮料，但喝多了同样会增加酒精的摄入，对健康造成损害，所以喝啤酒还是要适量。另外有几种人群是不适宜喝啤酒的，比如消化道疾病（如胃炎、胃溃疡）患者、肝脏病和心脑血管疾病患者、对酒精过敏者，还有幼儿、孕妇等人群都不宜饮用啤酒。

此外，喝啤酒不宜过量，也不宜与烈性酒一起喝；要文明喝酒，不斗酒。不要酒驾，做到开车不喝酒、喝酒不开车，一切以安全为重。

39/

黄酒的饮用及注意事项

黄酒为世界三大发酵酒之一，源于中国，具有数千年的历史，被誉为中华民族的国粹。黄酒是以稻米、黍米、玉米、小米或小麦等为主要原料，由多种微生物（霉菌、酵母和细菌）共同参与酿制，经蒸煮、加曲、糖化、发酵、压榨、澄清、过滤、煎酒、陈酿和勾兑而成的发酵酒。

黄酒营养丰富，含有 18 种氨基酸，其中 8 种人体必需氨基酸含量为啤酒的 6~8 倍、葡萄酒的 3~5 倍。维生素含量也远高于啤酒和葡萄酒，还含有微量元素、多酚、功能性低聚糖和多肽等物质。黄酒虽可温饮，但不宜温度太高。温饮黄酒能驱寒祛湿，缓解手足麻木。在冬季，加入些许姜丝或话梅，有助于生津开胃。冷饮黄酒，可以消食化积。

黄酒虽好，但是选购和饮用时也要注意以下事项。

优质的黄酒清亮透明，有光泽。因黄酒中含有蛋白质、多酚等物质，经长时间贮存会产生沉淀，是正常的，不必担心。如果出现酒体浑浊、失光，有大量悬浮物等，则不宜选购。袋包装或塑料瓶装黄酒如果出现胀袋或胀壶的情况，也不宜选购。

适量饮酒。《中国居民膳食指南（2016）》建议：若饮酒尽可能饮用低度酒，并控制在适当的限量下，建议成年男性每天饮用黄酒不要超过 250 毫升，成年女性每天不要超过 150 毫升。

饮酒禁忌。孕妇、酒精过敏的人群、儿童、青少年，以及司机在开车前后都应忌酒；病人患病和服药期间，应仔细阅读说明书并遵医嘱，尽量不要饮酒。

40/

油条，这么吃更健康

油条以小麦粉和水为主要原料，以膨松剂为主要辅料，经面团调制、醒发、成型、油炸而成，外皮酥脆且内里松软多孔，色泽金黄、咸香适口，是我国传统的早餐食品和大众化小吃，但食用也有讲究。

食用油条要适量。油条属于脂肪含量相对较高的油炸食品。相关科研文献报道，市售油条的含油率在 10%~37% 不等。《中国居民膳食指南（2016）》中推荐我国成年居民每日摄入油脂的量为 25~30 克。一根市售普通油条的重量约为 85 克左右，粗略估算，食用一根油条约摄入 9~31 克的油脂。建议消费者对油条的食用要适量，保持膳食平衡。

"非矾"油条更健康。膨松剂在油条加工过程中起着至关重要的作用，它决定着油条的质构和品质的好坏。传统的油条加工通常会使用明矾，导致铝残留。科研结果表明，长期食用铝含量过高的食品会对人体健康产生不利的影响。世界卫生组织在 2010 年的一项健康指导中指出，铝的最高摄入量为每人每周每千克体重不超过 2 毫克，这相当于 1名 60 公斤重的成年人每周摄入的铝，如果不超过 120 毫克，就不会导致因铝蓄积引起健康损害。2014 年，原国家卫生计生委发布了国家标准《食品安全国家标准食品添加剂使用标准》（GB2760–2014），对油条中含铝膨松剂的使用做出明确规定，铝的最高限量为 100 毫克每千克（干样品以 Al 计）。但随着科学技术的不断进步，无矾膨松剂、无铝复合膨松剂和发酵型无铝复合膨松剂等新型添加剂取代了明矾，广泛应用到油条的加工过程中，不仅避免了铝对人体的潜在危害，还能优化油条的质量和食用品质。因此，日常消费中建议选择使用"无矾""无铝"膨松剂的油条。

煎炸时间不宜过长。在高温油炸时，富含淀粉和蛋白质的食物可能会生成具有神经毒性作用的物质——丙烯酰胺。油炸时温度的升高、时间的延长均可增加丙烯酰胺的生成量。因此，在日常加工过程中应注意控制油温不可过高，油炸时间不应太长，待油条呈金黄色时即可出锅，避免出现颜色过深或焦煳现象。

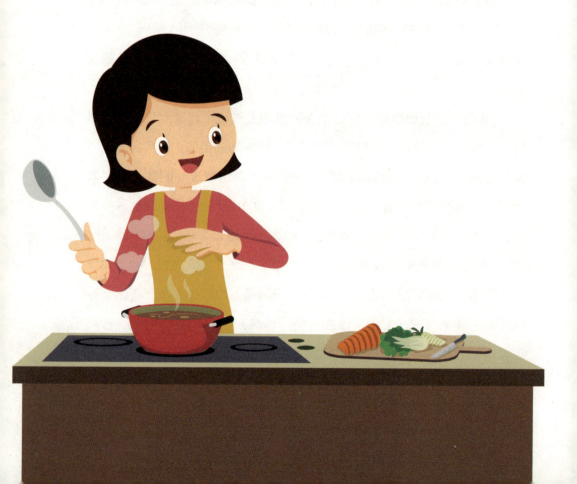

41/

全麦粉比精白粉更营养，你会吃吗

全麦粉相对于精白小麦面粉而言，是一种典型的全谷物产品。近年来，国际全谷物消费增长迅速。随着人们对营养与健康的关注，我国全谷物消费也呈增长态势。

全麦粉比精白面粉更营养。我们常吃的精白小麦面粉是小麦籽粒淀粉质的胚乳，主要由淀粉等碳水化合物与蛋白质组成。小麦籽粒还有胚芽与种皮，胚芽含有很多矿物元素、B 族维生素、抗氧化组分、维生素 E 及脂质等营养成分，种皮是包裹在种子外层的保护性组织，含有大量的膳食纤维及各种微量营养素，这部分通常在加工过程中被用作饲料。全麦粉在制粉加工过程中，不仅保留了胚乳部分，同时也保留了富含营养的麸皮和胚芽。显然，全麦粉比精白面粉的营养更加全面，其总膳食纤维的含量通常达 9% 以上。

全麦粉面制品的口感不佳有妙招。全麦粉的营养价值高，很多人食用时容易直接按照精白面粉的方式加工，往往得不到想要的好口感。实际上，由于麸皮的存在，在用全麦粉和面的过程中需适当增加用水量，和面时间和醒发时间也应稍微延长，这样有利于改善面制品的口感。另外，将全麦粉与精白面粉或薯类全粉以适当比例搭配，也可有效改善口感。

不同人群食用全麦粉的注意事项。由于全麦粉含有麸皮，纤维含量较高，对于肠胃功能较弱的老年人、少年儿童、婴幼儿来说，注意不要食用过量，避免给肠胃带来额外负担，出现消化不良、腹胀等不适症状。

全麦粉的推荐摄入量。《中国居民膳食指南（2016）》中建议，我国居民每天摄入谷薯类食物250~400克，其中全谷物和杂豆类50~150克。建议普通消费人群每天食用1~2次全麦粉比较合适。而一些对小麦面筋过敏的消费人群应该忌食全麦粉。

另外，全麦粉含有麸皮与胚芽，与精白面粉相比，比较容易氧化变质。经过稳定化加工处理的全麦粉，其保质期与普通小麦粉接近。全麦粉买回家，建议避光保藏或置于冰箱存放，开袋取用后要注意将面袋口封好，可延缓品质变化。若仅是临时储藏，则应存放在阴凉、干燥和通风的地方。

42/

你的进餐习惯对吗

大家在外聚餐或者做客，大都会饭前先给孩子来点甜饮料，而大人们则专注于鱼肉主菜和酒品，吃到半饱再上蔬菜，最后吃主食，主食后面是汤，最后还有甜点或水果。这种用餐顺序虽然被大众广为接受，实际上是最不健康、最不营养的用餐顺序。

甜饮料营养价值低，先用它们填充孩子的胃，后面的食量就会显著减少，食物摄入不足，容易造成孩子营养不良。

对于成年人来说，在饥肠辘辘的时候，如果先摄入鱼肉类菜肴，显然会把大量的脂肪和蛋白质吃进肚子。因为空腹时，人们的食欲旺盛，进食速度很快，根本无法控制脂肪和蛋白质的摄入量。就饮酒而言，空腹饮酒的危害最大。

当蔬菜等清淡菜品端上桌时，人们的胃已经被大鱼大肉所填充，对蔬菜兴趣有限。最后主食上桌，大部分人已经酒足菜饱，基本不能再进食主食了。如此一来，一餐中的能量来源显然只能依赖脂肪和蛋白质，膳食纤维的摄入量也严重不足。长期下去，出现血脂升高的问题在所难免。

吃了大量咸味菜肴之后再喝上两三碗汤，会觉得比较舒服。可是，餐馆中的汤也一样含有油盐，会给血压、血脂上升带来机会。最后再食用冰冷的水果或冰淇淋，又会让负担沉重的胃部发生血管收缩，消化功能减弱。对于一些肠胃虚弱的人来说，吃完油腻食物再吃冷食，很容易造成胃肠不适。

　　对比中国居民膳食宝塔，人体每天摄入量最多的应当是蔬菜和主食，而摄入量应当最少的是动物性食品；与喝普通咸汤相比，就餐时喝茶或者喝粥、汤要健康得多。因为茶和粥、汤几乎不含钠盐，也不含脂肪。茶里面富含钾，可以抑制钠的升压效果，还能提供少量维生素C；如果使用豆类或全谷原料来煮，粥、汤中除了富含钾还会含有不少B族维生素。

　　因此，人们可以尝试改变一下进食顺序。比如不喝甜饮料，就座后首先吃清爽的新鲜水果，然后上一小碗清淡的开胃汤，再吃清淡的蔬菜类菜肴，把胃充填大半；然后上主食，最后上鱼肉类菜品，此时可饮少许酒类。

　　这样，既保证了不会进食过量，又进食了足够多的膳食纤维，延缓了主食和脂肪的消化速度，也能避免高血脂、高血糖。从食物类别的比例来说，这样的顺序还可以控制肉类等动物性食物的摄入量，保证蔬菜和水果的摄入量，提供大量的抗氧化成分，并维持植物性食物和动物性食物的平衡。

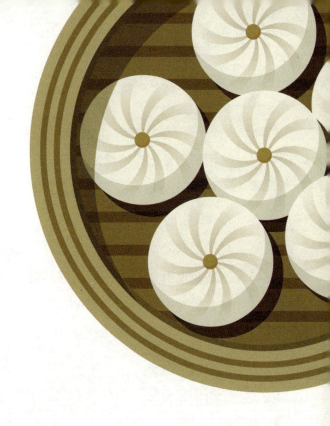

43/

"七分饱"
到底是多饱

人们经常听到这样的说法，要想不长胖、不给肠胃增加负担，吃饭要吃到七分饱。因为吃进肚子里的食物，如果比例和数量不合理，很可能会造成食物的"隐性浪费"，比如过量的蛋白质、钠、磷和硫元素，都要经过内脏处理，然后排出体外。这些多余的营养成分，不仅不能为人体健康发挥作用，反而会给身体带来沉重的负担。还有食物中多余的脂肪，会轻易地变成我们身体中的肥肉，并带来患肥胖、高血脂、脂肪肝和糖尿病等慢性疾病的风险。

可是很多人不知道的是，什么叫七分饱？或者说，七分饱是什么感觉？到现在也没有一个准确的说法。营养专家范志红曾给出过关于饱腹程度的比较容易感受体验的定义。

所谓十分饱，就是一口都吃不进去了，再吃一口都是痛苦。

　　所谓九分饱，就是还能勉强吃进去几口，但是每一口都是负担，觉得胃里已经胀满。

　　所谓八分饱，就是胃里面感觉到满了，但是再吃几口也不痛苦。

　　所谓七分饱，就是胃里面还没有觉得满，但对食物的热情已经有所下降，主动进食速度也明显变慢。习惯性地还想多吃，但如果撤走食物，换个话题，很快就会忘记吃东西的事情。最要紧的是，第二餐之前不会提前饿。

　　所谓六分饱，就是撤走食物之后，胃里虽然不觉得饿，但会觉得不满足。到第二餐之前，会觉得饿得比较明显。

　　所谓五分饱，就是已经不觉得饿，胃里感觉比较平和了，但是对食物还有比较高的热情。如果这时候撤走食物，有改吃其他食物的感觉。没有到第二餐的时间，就已经饿了，很难撑到下餐。

　　再低程度的食量，就不能叫作"饱"了，因为饥饿感还没有消除。

　　七分饱就是身体实际需要的食量。如果在这个量停下进食，人既不会提前饿，也不容易肥胖。但是，大部分人找不到这个点，如何知道自己几分饱了呢？最好的方式就是吃饭的时候去细致地感受自己的饱感。专心致志地吃，细嚼慢咽，从第一口开始，体会自己对食物的急迫感、对食物的热情、每吃下去一口食物的满足感，体验饥饿感逐渐消退，胃里面逐渐充实的感觉，慢慢就能觉察到这些不同饱感程度的区别。然后找到七分饱的点，作为自己的日常食量，从而预防饮食过量。

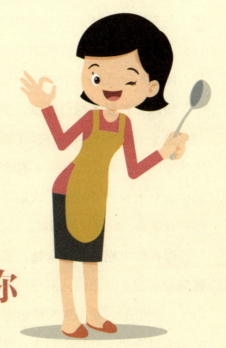

44/

暴饮暴食，
小心痛风找上你

痛风是嘌呤代谢紊乱所导致的一种代谢性疾病，表现为外周关节（手、脚等部位）的突发性急性炎症。正常时，体内尿酸的生成和清除保持着平衡，当嘌呤代谢失常，使过多的尿酸堆积体内产生了高尿酸血症。当高尿酸血症出现尿酸盐结晶沉积、关节炎、肾病、肾结石时称之为痛风。

痛风是"吃"出来的疾病。中国人向来重吃，尤其在喜庆宴客、逢年过节，亲友相聚难免吃吃喝喝。有些人会在享用一顿丰盛的佳肴美酒后，回到家中正要昏昏欲睡时，脚趾的大拇指就开始一阵剧痛，扰得人几乎无法安睡。千万不要怀疑是扭伤而跑到医院去推拿，那只会让你的患部更严重，这种痛不是任何外伤或是外力所造成的伤痛，而很可能就是痛风急性发作的症状。

痛风患者要多喝白开水，少喝肉汤、鱼汤、鸡汤、火锅汤等。多饮水也是一种治疗手段，它可以稀释尿酸，加速排泄，使尿酸水平下降。饮水要饮白开水，因白开水的渗透压最有利于溶解体内各种有害物质。汤中含有大量嘌呤成分，饮后不但不能稀释尿酸，反而会因肉食中核蛋白含量高，导致尿酸增高。

患者要少吃高嘌呤食物，多吃低嘌呤食物。虽然外源性嘌呤不是痛风发病的主要原因，但吃一顿富含嘌呤的饮食，类似于往血液中注射了一剂尿酸，使血尿酸浓度急剧增高，容易诱发痛风急性发作。因此减少富含嘌呤食物的摄入，在痛风的防治上有其重要作用。所以高嘌呤食物无论是在急性期还是缓解期都应该视为忌口。

关于食物中嘌呤的含量，动物内脏是绝对的"嘌呤大王"，嘌呤含量极高，尤其是猪肝，达到了 2752 毫克 / 千克；其次，鱼虾蟹贝类食物中的嘌呤含量也不低，仅次于猪肝，位列第二；第三，是将肉类做成烧烤食用，会因为肉类中水分的减少导致嘌呤含量升高，容易造成嘌呤摄入量过多，所以在烹调肉类前，用沸水略煮一下最好，而不是做成烤肉。因此，预防痛风，切记不可毫无顾忌地暴饮暴食，否则长此以往，痛风就容易找上你。

45/

你适合吃钙片补钙吗

钙是构成骨骼和牙齿的成分，还可以维持神经和肌肉的活动，参与激素分泌、维持体液酸碱平衡等。女性、老年人和小孩都应增加钙的摄入，但并不是所有人都适合吃钙片补钙。

虽然钙是毒性最小的一类元素，但摄入过量也会有一定危害。患有肾脏结石的人是不适合吃钙片的，因为钙主要经肠道和泌尿系统排出，高血钙是引起肾结石的一个重要因素，过量的钙可能会沉积于软组织。增加发生肾结石的危险，但这一说法目前也还存在争议；摄入的钙过量也会干扰其他矿物质的吸收和利用，所以对于某些矿物质缺乏者也不宜摄入过量钙剂；血钙高者也不应吃钙片，摄入大量钙的同时服用可吸收碱可能会出现罕见的高钙血症，出现肌张力松弛、便秘、昏迷等；另外，在服用某些药物如甲状腺激素，皮质类固醇激素的人也不适宜吃钙片，还有患心血管疾病的人也不能盲目补钙，要在大夫的指导下合理进行。

成人推荐钙摄入量为 800 毫克 / 天，我们可以适当摄入含钙较高的食物如奶和奶制品、虾皮、豆类等即可满足机体对于钙的需求。

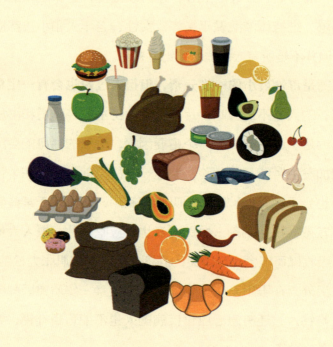

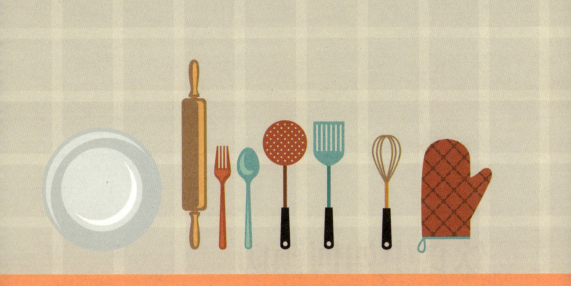

呵护全家，
学会为自己和家人
搭配最佳的饮食方案

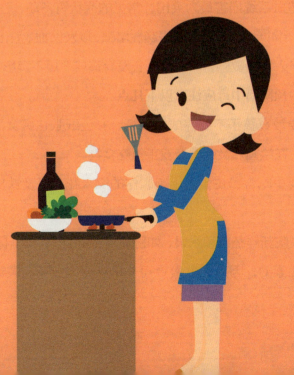

46/

饮食中如何预防
儿童铅中毒

铅是一种有毒的金属元素，随着工业、农业、交通、印刷等产业的迅速发展，人们对铅的接触和吸收也在逐渐增加，儿童比成年人有更高的易感性，且儿童有一些不良的饮食习惯，更易致体内铅的蓄积，危害身体健康。

慢性铅中毒会对人体造成全身性、多系统多脏器的损害，其中神经系统和造血系统损害最为突出，常见的症状有多动、注意力不集中、学习困难，易冲动、难于管教、侵袭性增强，以及贫血、消化系统症状等。儿童较成年人对铅敏感，可对其生长发育造成严重不良影响。

饮食中预防铅中毒应注意以下几点。

一是要教育孩子不要养成用报纸、彩色纸张包裹食品，以及咬铅笔的习惯；在绘画后及时洗净双手再吃食物。

二是要少吃含铅皮蛋、手工制作的爆米花，以及铁皮罐头储存的食物等。

三是多吃新鲜蔬菜和水果，如猕猴桃、刺梨、青枣、橙子、青椒等，以补充维生素 C，因为维生素 C 可与铅结合成抗坏血酸铅盐，降低铅的吸收；维生素 C 还直接参与解毒过程，促进铅从体内排出，延缓铅中毒的出现或使中毒症状减轻；建议每日维生素 C 的供给量应为 150 毫克以上。

四是增加蛋白质的供给量，因为蛋白质不足会降低机体的排铅能力，增加铅在体内的潴留和机体对铅中毒的敏感性。可以适量增加肉类、蛋类、奶类，以及大豆制品的摄入。

五是多吃含钙、锌的食物，有研究显示高钙和高锌的食物可降低铅的吸收，减少铅在体内的蓄积，如牛奶、豆制品、虾皮、芝麻酱、牡蛎等。

六是富含膳食纤维的蔬菜水果，如苹果、菠萝、豆芽、韭菜等，也可减少铅的吸收。

七是应适当限制脂肪的摄入量，以免脂肪促进铅在小肠中的吸收；建议脂肪供能比低于 25%；日常烹调油不超过 25 克，少吃肥肉、奶油，以及其他富含脂肪的食物。

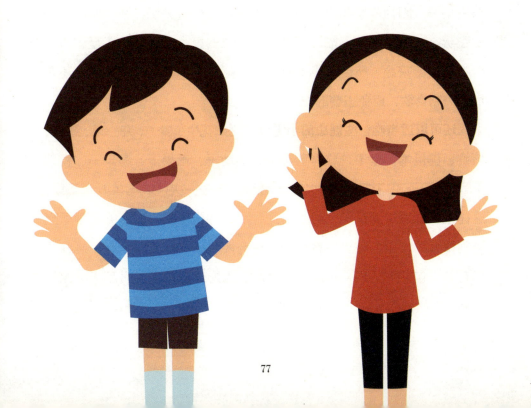

47/

孩子放学肚饿，应该吃点啥

　　孩子放学肚饿，选择食物有讲究，"饥不择食"要不得！有些食物不宜空腹吃：一类是对肠胃刺激较大的食物；另一类是高蛋白、低碳水化合物的食物，比如鱼、肉。另外，对于乳糖不耐受的孩子，不能空腹喝牛奶；胃不舒服时不能空腹喝豆浆，也不要吃柿子、黑枣、山楂、橘子等富含有机酸的水果。那么饭做好之前，孩子到底适合吃点啥呢？

　　应该吃一些容易消化、营养丰富的流质食物。比如喝一些小米粥、燕麦粥等。因为碳水化合物是我们最主要的能量来源，在能量最低的空腹状态，无论如何不能忽视碳水化合物的摄入，而谷物正是碳水化合物的最佳来源。所以，小米粥、燕麦粥都是不错的选择，而且还有助于控制食欲，避免正餐时吃太多。

　　还可以适当吃一些健康的小零食。比如花生、榛子、开心果、腰果、核桃、巴旦木等坚果，或者蓝莓干、葡萄干、芒果干、苹果干、香蕉干等水果干。由于坚果的饱腹感比较强，孩子一次可以吃3~5颗坚果，这样就不会感觉到饿了，对于有肥胖症状的孩子来说，还能起到适当控制饮食的作用，减少正餐食量，进而控制体重。另外，家长最好选择有独立包装的坚果、水果干类食品。因为这类预包装食品能够比较容易控制量，而且易于储存。

48/

巧选零食，
让孩子吃得更健康

　　现在很多爸爸妈妈因为这样那样的原因，都不给孩子吃零食。其实，这样的做法并不好，从健康的角度出发，我们支持给孩子吃零食也是有原因的。由于小孩子的胃容量比较小，但运动量比较大，如果只靠一日三餐的话，营养摄入是不够支撑其生长发育的。绝大多数孩子都需要有一些小零食来补充能量。所以世界卫生组织都是建议 1 岁后的孩子一日 3~4 餐，如果孩子中途需要补充能量的话可再给 1~2 次小零食。只是要注意零食的量，不要一次性给得太多了，不要影响到正常的吃饭就行。

　　零食不等于垃圾食品。很多人以为零食就是巧克力、薯片之类的，其实是现在很多商家推出的热量高、色素多的小零食混淆了我们对健康零食的概念。零食跟日常三餐均衡饮食的关系，就是可以作为正常三餐的一个补充。比如说如果觉得孩子最近维生素摄入得比较少的话，就可以多给他吃一些蔬菜水果类零食。如果孩子的米饭吃得少，可以补充一些碳水化合物高的食物，比如说小的蛋糕或者是面包之类的。

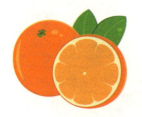 

营养专家建议 3 岁内孩子的零食就是奶及奶制品、水果和软面食。比如，牛奶、酸奶、奶酪、水果干或者新鲜水果、馒头等。

挑选健康美味零食应注意两方面。

一是认真看食品配料表。配料表的顺序排列，从左至右，是按照食物添加的多少来排列的，排列越靠后面表示含量越少。配方越简单，零食就越健康。特别需要杜绝的两个成分，分别是氢化油类和食品添加剂类，过多摄入这类物质对于宝宝的身体是百害而无一利的。

二是细看营养成分表。其中需要特别注意的是钠含量和反式脂肪两种成分。高钠的食物容易加重宝宝肾脏的负担，建议每 100 克零食中的钠含量应该控制在 300 毫克以内。0~6 个月的宝宝每日钠摄入量应控制在 170 毫克；7~12 个月的宝宝每日钠摄入量应控制在 350 毫克；1~3 岁的宝宝每日钠摄入量应该控制在 700 毫克。反式脂肪是很难通过代谢来排出体外的，当食品营养成分表中的数字大于 0 的时候，建议家长们不要给宝宝买。

49/

孩子经常便秘，
不能盲目吃香蕉

　　有的家长看到孩子便秘，首先想到的就是给孩子吃香蕉，但是盲目吃香蕉反而不利于缓解便秘。因为研究表明，水果中富含各种糖类，包括葡萄糖、果糖和糖醇，其中果糖具有改善便秘的作用。在临床中医生经常使用果糖类产品来治疗和缓解病人的便秘症状。果糖的吸收还受其他两种糖类的影响，葡萄糖可以加速果糖的吸收，而糖醇却能够降低果糖转运蛋白的活性，不利于果糖的吸收。果糖被吸收得越快，缓解便秘的效果越差。

　　所以水果中葡萄糖含量高于果糖的水果，例如香蕉、橘子、柚子、菠萝、猕猴桃、草莓改善便秘的效果不好。而果糖含量高于葡萄糖的水果，例如苹果、梨、西瓜、哈密瓜、枣、杨桃、芒果、樱桃、荔枝、木瓜、葡萄，就容易导致肠道果糖含量增加，进而改善便秘。蜂蜜中果糖的含量高于葡萄糖，所以生活中蜂蜜经常能被用来治疗和缓解便秘。那些含有糖醇的水果，例如桃、李、杏，也不利于果糖的吸收，因而也可以缓解便秘。

而由于香蕉中葡萄糖含量高于果糖，可以促进果糖的吸收，因此香蕉不利于改善便秘。在很多国外的文献和经验中，香蕉是经常被用来给腹泻孩子吃的，而不是给便秘孩子吃。

以上只是从理论上来阐述哪种水果更容易改善便秘，而没有考虑量的问题，如果大量吃水果（大于 500 克左右），人体来不及吸收糖分的情况下，大部分水果都会有改善便秘的功效，但这种现象在小儿生活中不是常态。

便秘之后，应该这么调整。适当给孩子添加粗粮，食物不要过度精细。减少高蛋白、高脂肪和高胆固醇食品，多吃水果、蔬菜和含有纤维素的粗粮，同时还要注意多喝水。

50/

孩子体育锻炼后
该怎么补充营养

孩子们在繁重的学习之余，会选择进行适度的体育锻炼来增强体质，但运动后应该如何及时有效地给孩子补充营养呢？

人体需要的六大营养素是：糖、脂肪、蛋白质、水、无机盐和维生素。其中，糖、蛋白质和脂肪是给人体供给能量的物质。

蛋白质是少年儿童生长发育必不可少的物质。瘦肉中蛋白质含量最多，在孩子参加体育锻炼时，蛋白质的摄入一般要求达到每天每公斤体重2~3克。因为肌肉纤维的加粗和肌肉力量的增长，必须依赖肌肉中蛋白质含量的增加，而且最好是动物蛋白。但要注意，肌肉大小和力量的增长主要是练出来的，而不是吃出来的。

糖是保护肝脏、维持体温恒定的必要物质。机体各个组织中都有一定的糖储备，孩子在参加一般性体育活动时，不需要额外补充糖，只有在孩子参加大运动量活动，或长时间的耐力活动时，才需要适当增加主食的摄入。因为运动中热量消耗较大，如果长期供能不足，会导致身体消瘦、机体抵抗力减弱。

脂肪是人体内含热量最高的物质。长时间参加活动的孩子可以每天摄入 30~36 克脂肪。值得注意的是，高脂肪的摄入往往容易引起血脂水平升高和肥胖儿童增多。因此，要控制孩子饮食中的脂肪尤其是动物性脂肪的含量，比如油炸食品、快餐食品和猪肉类脂肪含量较高的食品。除此以外，薯条汉堡类油炸食品也要减少食用。

维生素在孩子的生长发育和生理功能方面是必不可少的有机化合物质。孩子在合理膳食中就可以获得充足的维生素，只有在持续的、高强度、大运动量情况下，热能营养不能满足需要，或蔬菜水果供应不足时，才需要额外补充维生素。

无机盐也叫矿物质、微量元素，也是人体代谢中的必要物质。儿童少年时期对钙、磷、铁的需要量较高，青少年在运动中最不能缺少的矿物质就是钙。有专家表示，缺钙的儿童补钙后要比不补钙的儿童个子长得高很多。因此，膳食调配中应该有含钙的食品，最容易食用的就是奶类。此外蛋黄、虾皮、牡蛎、大豆这些食物都含有钙质。调查表明，我国的青少年对铁、锌等微量元素的摄入明显不足，需要补充，必要的时候，可以服用一些营养补充剂。

水是"生命之源"。参加运动的孩子要积极主动地补水。比如，运动前 15~20 分钟补充 400~700 毫升水，可以分次喝。在运动中，每15~30 分钟补充 100~300 毫升水。运动后，也要补水，但不宜集中"暴饮"，要少量多次地补水。

51/

青春期长高，应注意的 5 个饮食关键

青春期是指由儿童发育到成年人的过渡时期，年龄范围在 10~20 岁期间（女孩一般要比男孩早两年）。这个年龄段是人的一生中最为特殊的时期，由于受内分泌变化的影响，步入青春期的儿童生长发育明显加速，出现人体生长的第二个高峰。此阶段孩子的竞争不仅是学习的比拼，更是精力的比拼，如果膳食不当、营养不良，就会影响发育期的身高增长。青春期的孩子若不能摄入足量钙，势必会影响长高的最后冲刺。因此，在青春期，如何保证钙的充分摄入呢？

关键点 1：饮食平衡。人体的生长，完全来自于入口的食物质量，想让孩子长得高，各种营养素都要均衡。每天保证摄入食品的样数在 25~30 种。

关键点 2：钙质要足够。钙是骨骼生长的基础。如果膳食中不能经常摄取生理所需钙量，血钙和软组织中的钙量不足，就会损耗骨骼中的钙，很容易导致骨质疏松、椎骨变形、脊柱变曲。骨骼得不到充足营养，不利于孩子长高。含钙较多的食物有：奶制品、鸡蛋、鱼类、

贝类、豆腐及豆类、芝麻酱、南瓜子等（维生素 D、维生素 C、乳糖等都有助于钙的吸收利用）。

关键点 3：蛋白质天天有。处在青春期的孩子，对蛋白质的需求量比成年人高得多，如供给不足便会影响身高增长。此外，胶原蛋白和黏蛋白也是构成骨骼的重要成分。这类食物值得推荐的有：鸡肉、牛肉、鱼虾肉、鸡蛋、牛奶、豆腐等。

关键点 4：铁、锌、铜不可少。缺锌的孩子，容易没食欲，导致营养不良。铁是合成血红蛋白的必需物质，铜是合成血红蛋白的催化剂。食物中铁、铜的供给不足，必然使血红蛋白合成受阻，生长发育、智力发育、免疫功能等均会受到影响，降低身体免疫力。含铁丰富的食物：动物肝脏和其他内脏、牛肉、羊肉、蛋黄、鱼、红小豆、菠菜；含锌丰富的食物：牡蛎、动物肝脏；含铜丰富的食物：猪肝、猪血、虾、蟹、贝类。

关键点 5：新鲜蔬果。新鲜的蔬菜水果含有丰富的维生素，是人体必需的。维生素 A、维生素 C 能使孩子具有正常的抵抗力。蔬菜类：白菜、胡萝卜、黄瓜、青椒、嫩笋、番茄、葱。水果类：橘子、香蕉、梨、苹果、葡萄、桃、杏、西瓜。

52/

预防痘痘，从吃开始

处于青春期的孩子，常常会由于体内激素分泌失衡，而出现皮肤长痘的现象；还有的是因为皮肤属于油性皮肤，皮脂腺过于发达，皮脂分泌过旺，皮肤不易及时将其排出，而导致痘痘产生。

预防"痘痘"最重要、最根本的是避免情绪焦虑和紧张。要保持乐观、愉快的心情，睡眠要充足，保持皮肤清洁，多喝白开水，多吃富含维生素和膳食纤维的蔬菜和水果，少吃甜食、油腻和有刺激性的食物。健康的饮食行为是预防治疗"痘痘"的基础。

少吃高脂、高糖类食物。高能量食物会使机体新陈代谢旺盛，皮脂腺分泌增多，从而使痘痘连续不断地出现。因此，要少吃或不吃奶油、肥肉、内脏、巧克力、冰淇淋等食物。

少吃海产品。海产品常可引起过敏而导致痘痘加重，常使皮脂腺的慢性炎症扩大而难以祛除。

少吃辛辣刺激性食物。这类食品能刺激皮脂分泌，加重青春痘。

忌服补品。补药易诱发青春痘。而很多家长担心青春期的孩子营养不够，给孩子大量进补，这是十分要不得的。

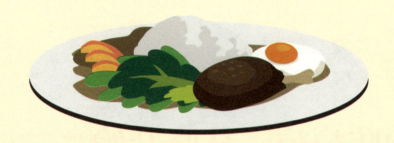

常吃富含维生素 A、维生素 B$_2$、维生素 B$_6$ 的食物。维生素 A 能促进上皮细胞增生，可调解皮肤汗腺，消除粉刺，含维生素 A 丰富的食物有金针菜、韭菜、胡萝卜、菠菜、奶类、动物肝脏等；维生素 B$_2$ 能保持人体激素平衡，对皮肤有保护作用，含维生素 B$_2$ 丰富的食物有动物肝脏、奶类、蛋类和绿色蔬菜等；多吃富含维生素 B$_6$ 的食物，含维生素 B$_6$ 丰富的食物有动物肝脏、肾、蛋黄、奶类、干酵母、谷麦胚芽、鱼类和蔬菜等。

合理膳食的同时，平时还要做到作息规律、平心静气，这样才能有效预防"痘痘"，让你青春期神采飞扬。

53/

女人健康美丽的饮食原则

爱美之心，人皆有之，对"美"的追求，更是女生们永恒的目标。美丽的外在源自身体内在的健康。如何才能获得健康的美丽自我呢？女性朋友要注意以下几个方面。

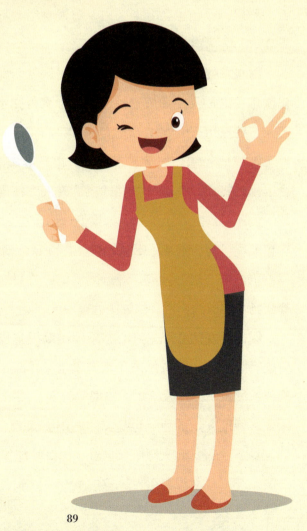

蔬果天天，早餐保证，三餐不乱。蔬果含的水分多，能量低，还含有丰富的维生素和矿物质，顿顿蔬菜、天天水果，既可以控制能量摄入不会过多，又可以促进美丽。很多女生都有吃零食的习惯。零食的营养远不如正餐全面，而能量却相对较高，因此应尽量少吃零食，更不能以零食代替正餐。少吃零食，科学搭配正餐营养，才能有助于控制好体重。另外就是早餐，随着生活节奏的加快、工作压力的增大，很多女生早上匆忙起床，着急上班，来不及吃早餐，时间久了，营养摄入不足，脸色也会变得苍白。每天吃早餐不仅是健康的保证，而且是高效的学习、工作的基础。

白水常伴，牛奶不断，饮料远离。俗话说，"女人是水做的"，足量饮水是维护女性健康的基本条件，水分充足，才能容光焕发、光彩照人。建议每天喝水 1500 毫升（7~8 杯）。在高温或强体力劳动的条件下，应适当增加。除了水，牛奶也是健康的饮品。牛奶营养全面，含丰富的钙质，有利于骨骼健康，天天一杯牛奶，是保持美和健康的秘诀，还可预防骨质疏松。如果怕体重超重，可以选低脂奶或脱脂奶。饮料要尽可能少喝或不喝，饮料（特别是含糖饮料）中含有能量很高，营养价值低，最好远离。应远离酒精，过量饮酒危害健康，特别是在社交场合的拼酒，对女性健康危害很大。

保持良好的心态。好心态不仅可以提高身体免疫力，还可以促进体内新陈代谢，维持体内正常激素水平，减少各类疾病的发生，经常晚睡、熬夜，会睡眠不足，出现黑眼圈、精神衰弱、失眠，危害健康。因此，保证充足的睡眠也是美丽的重要保障。一般来说，要保证晚上11 点之前入睡，每天睡眠保证 8 小时，才能保证充足的精力！

54/

女性怎样吃，
才能远离乳腺疾病

随着生活水平的提高，女性乳腺增生的发生率日益上升，在35~50岁发生率最高。而乳腺癌也成为女性发病率最高的癌症之一。那么女性怎么吃，才能减少乳腺疾病呢？

合理饮食控制体脂含量。研究表明，身体脂肪过高是乳腺疾病的重要因素，而较低能量、较少脂肪、较高膳食纤维的饮食，都有助于预防乳腺癌的发生。也就是说，要吃更多的全谷（包括大部分粗杂粮）和薯类，以及大量蔬菜水果，以便延缓餐后血糖上升速度，降低成年人发胖的概率，让体脂保持正常状态。同时，蔬菜水果和杂粮薯类中富含植物化学物，它们本身就有一定的抑制细胞过度增殖和预防癌症的作用。最后相对于动物性食品，植物性食品中的难分解脂溶性环境污染物积累量要少得多。

适当摄入大豆制品，慎用含大豆异黄酮的保健品。研究表明，豆腐、豆浆等大豆制品摄入量大的人，患乳腺癌的风险会降低，特别是对绝经前的妇女来说，效果比较值得肯定。但是大豆异黄酮保健品并不同于大豆及大豆制品。大豆中虽然含有大豆异黄酮，但是毕竟含量比较低，吸收率不够高，而且除了大豆异黄酮之外，还含有其他很多抑制细胞过度增殖的成分，比如蛋白酶抑制剂、植酸、单宁、膳食纤维等。而提取出来的大豆异黄酮就不一样了，它把大豆中的其他因素全部去掉，只剩下一种成分，危险就要大得多了。所以，吃含大豆异黄酮的保健品，比如纯大豆异黄酮、未去掉大豆异黄酮的蛋白粉等，需要慎重考虑，而且日常吃豆制品是无须太过紧张的。中国营养学会推荐每天吃相当于 25 克黄豆的豆制品，最多不超过 50 克，而 25 克黄豆只相当于 2 杯豆浆或不到 100 克卤水豆腐的量。

另外，慎用某些合成类能够美容养颜的保健品。一些美颜保健品主要包括胶原蛋白美容产品、雪蛤或林蛙油和蜂王浆等。这类产品主要以升高体内雌激素发挥作用，是很容易引起乳腺增生的。

因此，女性想要远离各种乳腺疾病，就要及早对饮食和生活习惯进行调整。多吃蔬果、杂粮、薯类，减少动物性事物的摄入，烹调少油，远离油炸和甜食等。

55/

男性健康，
从关注营养开始

　　男性是一个家庭的主要生产力，是家庭的"顶梁柱"，所承受的各种压力也大，健康在不知不觉中受到侵害。营养是健康的基础，因此，关注男性健康首先要从合理膳食、均衡营养做起。以谷类为主，食物多样，天天吃蔬菜和水果，常吃豆类及乳制品，每天适量的鱼、蛋和瘦肉，这是日常饮食中必须遵循的基本原则。

　　食物多样。不吃或少吃甜食，营养搭配合理，每天吃富含膳食纤维、维生素和矿物质的蔬菜水果。水果含有丰富的膳食纤维，有促进肠道蠕动，防治便秘，预防肠癌的作用；水果含较多的可溶性膳食纤维——果胶，有利于预防动脉粥样硬化，还能促使肠道中的有害物质排出体外。水果中还含有黄酮类物质、芳香物质等植物化学物质，它们具有特殊的生物活性，有益于机体健康。

适量吃肉。鸡、鸭、鱼、肉等动物性食物能提供优质的蛋白质，可以增强机体的免疫力。奶类制品富含钙质，有益于骨骼健康。牡蛎等海产品中含有丰富的锌，有益于男性功能和健康。

清淡饮食、低脂少盐，以植物性食物为主。脂肪量过多会引起肥胖，增加患动脉粥样硬化、结肠癌、前列腺癌等的危险。饮食要清淡，盐摄入过多会增加高血压的危险。膳食不要太油腻，不要太咸，不要摄食过多的动物性食物和油炸、烟熏、腌制食物。

常吃坚果。果营养丰富，除富含蛋白质和脂肪外，还含有大量的维生素 E、叶酸、镁、钾、铜、单不饱和脂肪酸和多不饱和脂肪酸及较多的膳食纤维，对健康有益。每周吃少量的坚果，比如花生、核桃、松子等，可有助于心脏健康。

饮酒适量。经常过量喝酒，会使食欲下降，食物摄入量减少，引起多种营养素缺乏、急慢性酒精中毒、酒精性脂肪肝，严重时还会造成酒精性肝硬化。过量饮酒还会增加患高血压、中风等疾病的危险。

足量饮水。成年人身体的 60%~65% 是水分，肝、大脑、皮肤含水 70%，骨骼含水 45%，血液含水 80%。人体内的水分可起到润滑作用，关节润滑剂、唾液、消化道分泌的胃肠黏液、呼吸系统气道内的黏液、泌尿生殖道黏液等的生成都离不开水。喝水时间可分配在一天中的任何时刻，原则是少量多次，每次 200 毫升左右。

56/

老年人骨折后，吃什么好得快

人进入老年之后，稍不留心，身体就容易出现意外损伤，最常见的就是骨折。由于老年人身体里钙质流失，骨骼变得越来越脆弱，一不小心就会骨折。那么老年人骨折后吃什么好得快呢？

维生素 D。要注意，老年人发生骨折后，不能一直在室内休养，这样并不有利于骨骼的恢复。如果一直晒不到太阳的话，就容易导致老年人体内缺乏维生素 D。对于老年人来说，骨折后不仅要多晒太阳来补充维生素 D，同时还要尽量的多吃一些含有维生素 D 的食物，比如像鱼、肝脏、蛋黄等。

高蛋白饮食。老年人骨折后，高能量以及高蛋白的饮食也是必不可少的，这类饮食有助于帮助老年人恢复元气。但要注意，这类饮食只适合骨折 2 周后的老年人食用，在骨折的初期，饮食最好还是以清淡为主。另外，骨折 2 周后的老年人，还可以适量地喝一些汤类饮食，比如骨头汤、田七煲鸡、动物肝脏之类的食物，这样才能补充更多的维生素 A、维生素 D、钙及蛋白质。

补充微量元素。老年人骨折后除了要适当补钙，还应该多补充一些微量元素，它可以有效地帮助老年人骨骼恢复。很多食物都适合摄取，比如动物肝脏、海产品、黄豆、葵花籽、蘑菇等，这些食物中含有丰富的锌。而在动物肝脏、鸡蛋、豆类、绿叶蔬菜、小麦面粉等食物中，则含有丰富的铁。麦片、芥菜、蛋黄、乳酪中含锰较多。

57/

老年人贫血，该吃啥

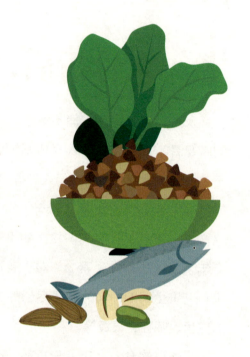

随着年龄的增长，老年人的造血功能衰退，容易引发贫血。老年人贫血十分危险，那么吃什么食物好呢？下面推荐几种老年人贫血必吃的食物。

龙眼肉。专家表示，龙眼肉即桂圆肉，每到夏季就有新鲜的龙眼上市。龙眼含有维生素 A、B 族维生素、葡萄糖和蔗糖等，而且具有丰富的铁质，常吃可预防缺铁性贫血。

菠菜。菠菜有"营养模范生"之称，它富含类胡萝卜素、维生素 C、维生素 K、矿物质（钙质、铁质等）、辅酶 Q10 等多种营养素。菠菜的蛋白质含量高于其他蔬菜，且含有相当多的叶绿素，尤其含维生素 K 在叶菜类中最高（多含于根部），能用于鼻出血、肠出血的辅助治疗。菠菜补血的作用与其所含丰富的类胡萝素有关。

莲藕。莲藕含铁量较高，常吃可预防缺铁性贫血。富含维生素 C 和膳食纤维，对肝病、便秘、糖尿病等虚弱病症颇有裨益。鲜藕止血，熟藕补血。莲藕，生吃可以清热凉血，止血散瘀，熟吃可以健脾胃，养血。有口鼻出血的病人，可以紧急服用新鲜的生藕汁，有迅速止血的作用。老年人常吃藕，可以调中开胃，益血补髓，安神健脑，具有延年益寿之功效。

红枣。专家指出，红枣含有丰富的维生素，果糖和各种氨基酸。中医认为，红枣性暖，养血保血，可改善血液循环。药理研究发现，红枣所含的某些成分可以增加血液中红细胞的含量，增强骨髓造血功能，使脸色红润。

核桃。中医认为核桃性温、味甘、无毒，有健胃、补血、润肺、养神等功效。

番石榴。番石榴富含维生素 C，维生素 C 与铁结合会形成复合物，加速铁质溶解，能更好地改善缺铁性贫血，所以贫血的老年人可以多吃番石榴。

鱼。鱼含有丰富的蛋白质，老年人吃鱼可以帮助铁质吸收和体内血红蛋白的合成。

58/

老年人怎么吃，可以减少老年斑

很多老人往往会遭遇老年斑的困扰。日常生活中如何有效地减少甚至避免老年斑呢？

首先，应该了解老年斑的形成原因。老年斑的形成是因为人体在代谢过程中会产生一种叫"自由基"的强氧化物质，进一步生成过氧化脂质，并与多种蛋白质和碳水化合物结合在一起形成脂褐素。这种色素在人体表面聚集，即形成老年斑。如果在人体的脏器聚集，比如在脑细胞上，便会引起智力和记忆力减退；在血管壁上，会发生血管纤维性病变，引起高血压、动脉硬化等。

对抗老年斑，抗氧化剂很重要。一些天然的抗氧化剂和抗氧化酶，可及时修复过量自由基造成的损伤。这些抗氧化剂包括维生素C、维生素 E、β – 胡萝卜素、硒、锌等维生素和矿物质；抗氧化酶包括超氧化物歧化酶、谷胱甘肽过氧化物酶等。随着年龄增长，人体内抗氧化酶的活性不断减弱，抗氧化能力逐步降低，因而抗氧剂的作用就显得更加重要。

深色蔬菜最有效。深色蔬菜和一些水果是维生素 C、维生素 E 和类胡萝卜素的良好食物来源。类胡萝卜素主要分布于苋菜、芥菜等深绿色蔬菜，胡萝卜、西红柿、南瓜、金针菜等红黄色蔬菜中。维生素 C 多数存在于鲜枣、酸枣、刺梨、柑橘、猕猴桃等水果中。除了植物种子和坚果中含丰富的维生素 E 外，绿叶菜的叶子和其他绿色部分均含有维生素 E。此外，胡萝卜、芥菜、菠菜、芹菜叶、金针菜等蔬菜中还含有较高的硒、锌等具有抗氧化功能的矿物质。更进一步的研究还发现深色蔬菜和水果中还含有丰富的有机硫化物、类黄酮等具有抗氧化性能的植物化学物。

因此，老年人可多吃一些深色的蔬菜水果，不仅能清理肠胃，还能预防老年斑。

59/

上班族带饭有讲究

现在的很多上班族们的健康饮食意识越来越强，考虑到经常吃快餐对身体健康不利，所以多会选择自己带午餐，这样不仅能吃得方便卫生，同时还能省钱。那么想要自带饭吃得更加健康，都有哪些讲究呢？

挑选饭盒。带饭的饭盒最好是玻璃器皿，若是选用塑料盒，最好是聚丙烯所制成的产品。第一次使用的饭盒需要用洗洁精彻底清洗干净，对于使用时间比较久的塑料盒要及时更换，否则放入微波炉使用，会释放出更多有害物质。饭盒盖上最好要有专用气孔，加热时盖上盖子、打开气孔，既可以防止水分过度蒸发，又可以将饭菜热透。在此需要着重强调的是，千万不要用外带塑料盒加热。

主食最好是米饭。对于带饭族而言，米饭是最好的主食，因为从微波炉加热的角度而言，加热后的米饭更容易保持原来的状态，馒头、大饼都极容易变干，不宜使用微波炉加热。

菜品多样、荤素搭配。菜品的选择应该讲究荤素搭配，荤菜要尽量挑选低脂的，如牛肉、鸡肉、瘦肉等肉类；素菜应以瓜果根茎类为主，例如西红柿、白萝卜等，最好不要带绿叶菜，因为隔夜的绿叶菜营养成分较容易流失，而且亚硝酸盐的含量也会增加。此外，海鲜和凉菜也不适合带，因为海鲜隔夜后易产生蛋白质降解物，会损伤肝、肾功能，而凉拌菜易滋生细菌，也不宜隔夜吃。

健康烹调。带饭一般采用水煮、清蒸、红烧等烹饪方法，这样饭菜在隔天用微波炉加热时，可以最大限度地保留菜、肉等食物的色香味。而在具体的烹调过程中肉要全熟，菜则尽量做到七八分熟，因为菜本质上也能生着吃，七八分熟可以保证第二天热饭的时候营养不流失。

合理储存。饭菜做好后，一般都会隔夜，因此如何储存成了关键。最好是趁热将其置于事先用开水烫过的保鲜盒中，盖好盖子，晾凉之后再放进冰箱冷藏。

饭菜加热技巧。饭菜第二天带去公司加热的时候，一定要热透。为了防止水分过度蒸发，应该盖上带孔的盖子加热，而加热的时间最好控制在两分钟左右。如果发现饭菜没热透，可以放入微波炉再稍稍转两圈即可。这里值得注意的是，微波炉热饭并不会像传说中那样会产生致癌物质，只是微波炉加热会降低食物中的水分，可能会影响口感以及造成少部分营养流失。

液体加热要放汤匙。最好在容器中放置非金属的搅拌棒或汤匙，防止喷溅。

60/

经常加班的人，如何保障营养供应

对于很多经常加班的人来说，一说起饮食健康的问题，首先想到的是没时间。实际上，如果真的关注自己的健康，即便加班也会给自己找到基本合理的食物。比如以下几条建议，就非常适合工作中的大忙人们。

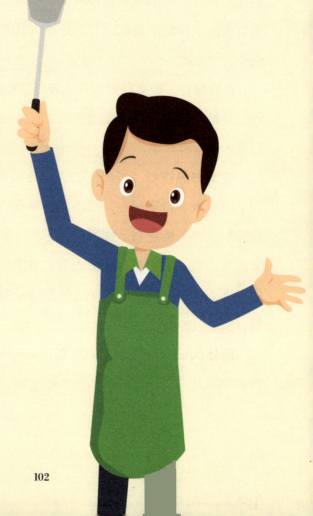

提前多烹调一些健康食物。尽管蔬菜不便反复加热，肉类、蛋类和粗粮主食是可以在冰箱里放一两天的。可以在晚上一次烹调两餐用的全麦蔬菜软煎饼，或者是藕块炖排骨。这样在空着肚子加班到很晚的时候，只要把存货热一热，再花 3 分钟做个凉拌番茄或者油麦菜，就能吃到一顿健康舒坦的晚餐。

准备一些可以生吃或冷吃的食品。生吃或冷吃的食物准备起来较快，可以节约大量时间。凉拌菜、蘸酱菜或放少量沙拉酱的沙拉都是不错的选择。比如早餐时，喝杯鲜榨果蔬汁也不会耽误几分钟。坚果类是很好的零食，是维生素 E 和矿物质的良好来源，早餐吃起来很方便，还能作为上午的工作间餐。此外，酱牛肉、咸鸭蛋、茶鸡蛋之类的冷食品也可以作为备餐的常用食品。

提前想好午餐吃什么。许多人工作日期间都不得不在外面吃午餐。一进餐饮店，马上会被各种食物诱惑到失去理智，结果做出错误的选择。如果在早上上班路上就做好决策，坚定地点自己想好的食物，往往会比较健康理性一些。

准备一些健康的"应急食品"。在极度饥饿之前先提前安慰一下胃肠，通常会让人一直保持理智状态。健康的应急食品可以包括：有很好饱腹感的牛奶、豆浆、酸奶；坚果类、水果类、水果干、低脂的蔬菜饼干、粗粮制成的点心，都是很方便的食物，营养价值也不错；低糖黑巧克力、海苔和果冻也是可以考虑的零食。然而，也要记住一个重要的原则：如果不饿，千万不要习惯性地把零食拿出来吃。

61/

压力太大，
吃什么来调节

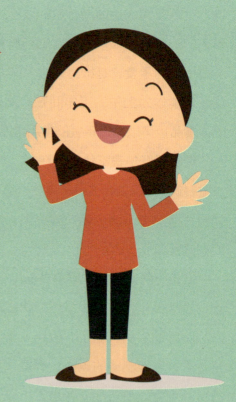

压力大可以通过饮食来调节么？答案是可以的。压力大不仅可以从精神上来调节，还可以从饮食来调节。那么在饮食上，我们该如何调节呢？

红糖。红糖性温味甘，能健脾暖胃，还有止疼、活血、补血、散寒的效用。忙不过来，或者懒得动手时，简单地泡碗红糖开水或者姜糖水，你就会感觉到暖气直达丹田，浑身气血都活络开了。

杏仁。杏仁富含维生素 E，一种可增强免疫力的抗氧化物。杏仁还含有丰富的 B 族维生素，有助于人体面对异常糟糕的事件，每天吃大约 1/4 杯杏仁可起到有效减压的效果。

开心果。压力来袭时，开心果能防止心跳过速。专家表示，面对压力时，由于应激反应，心血管会立即做出反应。压力增大，肾上腺素使血压升高，因此需减轻心脏的压力。专家在研究中发现，每天吃一把开心果，能够降低血压，减轻心脏负担。

鲜枣。鲜枣中含有大量维生素 C，能够协助分泌肾上腺皮质素。人面临压力时，会自动分泌肾上腺皮质素，以应付环境挑战，因此，缓解压力可每天吃 3~5 颗鲜枣。由于鲜枣皮含有大量的不可溶性纤维素，在吃的时候尽量不要"囫囵吞枣"，要细嚼慢咽，否则可能会引起腹胀等不舒服的感觉。其实慢慢咀嚼，也是释放压力平静心情的一种方式。同时不要空腹或睡前吃鲜枣，否则会有胃灼热感，上班族不妨在上午 10 点或下午 3~4 点把鲜枣作为加餐的水果食用。

燕麦粥。碳水化合物能促使大脑产生 5– 羟色胺——这种化学物质能够使人放松心情。这也就是为什么许多人感到有压力时，会渴望这类食物。显然，燕麦片正是能满足人们这种渴望的健康食材，它富含纤维，可减慢胃的吸收速度。同时，还可以在短时间内提高大脑 5– 羟色胺的分泌量，延长饱腹感的时间，同时也能确保血糖含量保持在正常水平。

62/

吃得太素也许更容易患上"三高"

    很多人疑惑，为什么吃的素了也还是容易患"三高"呢？其实，让人发胖和患"三高"的，并不是某一种或某一类食品，比如肉类、蛋类、奶类等，而是一个错误的饮食生活习惯。

    人每天三餐都要吃东西，每一类食物都会占据一定比例，包括主食、鱼肉、蛋奶、蔬菜、水果、坚果等。肉不吃，这一份省略了，总要用其他食物来填补吧？比如说，不吃肉的人大多数需要增加鸡蛋、奶类、坚果、豆制品的摄入，以便替代肉类供应蛋白质，来保持营养平衡，未必就比吃肉的时候摄入的热量少。那么应该怎么合理安排饮食呢？

    少吃点精白米面，不吃零食点心饼干。米饭少吃 1/3 碗，换成等量的白斩鸡块或者清蒸鱼块；零食饼干不吃了，换成一小把核桃仁。若没有加油烹调，其实去皮鸡肉或清蒸鱼的热量和米饭是差不太多的。

    调整各类食物比例。在控制脂肪摄入量的前提下，适当提高蛋白质食物的比例，减少精白米、精白面和甜食甜饮的比例，能让人的体重不致于随着年龄增长而快速增加，也有利于减肥成功。因为蛋白质的"食物热效应"特别高，吃了之后会，身体会需要更多热量来消化吸收其中的营养素，帮助身体把热量额外消耗掉一部分。但相比之下，淀粉和脂肪的这种效果就较弱。然后，如果能保证蛋白质充足供应，减肥时也不容易把肌肉减掉。否则，肌肉一旦减少，基础代谢就下降，容易形成"易胖难瘦"的体质。

最后一定要注意，在烹调的时候，不要让蛋白质食物配着很多烹调油和淀粉。如市售快餐中的炸鸡，带着鸡皮，外面还裹了一层吸饱煎炸油的面糊和面包渣，味道超级咸，再加上高脂肪的沙拉酱。用这种菜肴来配主食，无论是面包还是米饭，都不太可能对控制体重和"三高"有什么好处。

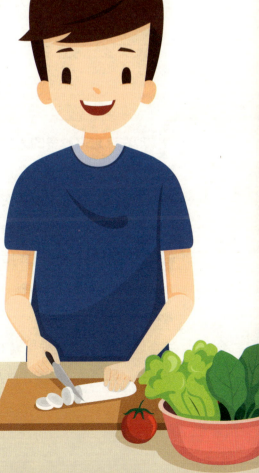

63/

素食者应注意
摄取的 4 种营养素

现在，越来越多的人加入到了素食主义的行列。素食能够减少高血压、心脏病和心脑血管疾病的发病率，对环境、动物，以及保持情绪稳定和头脑清醒都有很大好处。但是也会有一些盲点，以往的饮食习惯会使我们不小心忽略掉一些素食者需要补充的营养。以下是素食者需要注意补充的 4 种营养素。

维生素 B_{12}。素食者最容易缺乏的就是维生素 B_{12}，因为这种营养素在植物性食物中几乎没有。维生素 B_{12} 有助于保持神经及血细胞健康，并合成 DNA。缺乏维生素 B_{12} 会让人感觉困倦、身体虚弱、便秘、体重减轻、神经出现问题，以及产生精神抑郁等。不过，维生素 B_{12} 在人类自身肠胃的微生物中可以合成。过量的维生素 B_{12} 对人体反而有毒副作用，也会影响叶酸的摄取，所以只要适当补充就好。补充来源：维生素 B_{12} 营养剂，类似于维生素片。

铁。菠菜、韭菜、芹菜、胡萝卜、紫菜、海带、黄豆、黑豆、豆腐、红枣、黑木耳等蔬菜中含有一定量的铁，但是植物性铁的吸收转化率比较低，很难被人体吸收利用。因此对于长期吃素的人群，可以通过补铁制剂来补充。还有就是平时就可以多吃一些红枣、桂圆。

蛋白质。很多人担心素食会没有力气，因为蛋白质摄入不够。其实素食中富含蛋白质的食物很多，比如大豆、鹰嘴豆、花生酱、糙米、各种豆制品里面都富含蛋白质，并且还比动物性的蛋白质更加健康。

钙质。钙是骨骼必不可少的矿物质。常见的钙质来源：萝卜缨，在食品营养元素表中，每100克胡萝卜缨含钙350毫克，排在所有蔬菜含钙量的第一位，小萝卜缨含钙238毫克，青萝卜缨含钙110毫克，也在含钙排行榜中名列前茅；燕麦，各种谷类粮食当中，以燕麦的钙含量最高，达精白大米的7.5倍之多。尽管燕麦中的钙吸收率不如牛奶中的钙，仍然对预防钙缺乏有益；绝大多数的豆制品，由于制作豆腐、豆干的过程中会添加石膏（含硫酸钙），而豆皮、豆浆中并未添加石膏，所以不含钙质；苋菜、小油菜的钙含量均超过同样重量的牛奶，而且含有大量有助于钙吸收的钾、钙、镁等矿物质元素和维生素K；小白菜、小油菜、羽衣甘蓝等蔬菜中含草酸较低，对钙的吸收利用妨碍较小，只要有充足的维生素D，青菜中的钙就可以被充分利用；而纯素食者可以经常日晒，靠紫外线作用于皮下组织的7-脱氢胆固醇来自行合成维生素D。

64/

乳糖不耐受的人如何选牛奶

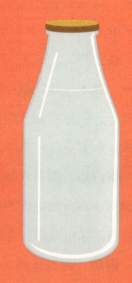

　　有些人饮用牛奶后会出现腹痛、腹泻、胀气等不舒服的胃肠道反应，也叫"乳糖不耐受"反应，那么这一类人是不是不应该喝牛奶呢？其实不是的，选择合适的牛奶就不会出现以上症状，乳糖不耐受人群也能享用牛奶的美味。

　　乳糖不耐受的原因。 牛奶里含有乳糖，进入人体后，在小肠中乳糖酶的作用下，可分解成葡萄糖和半乳糖从而被人体吸收。但有的人身体里是缺乏乳糖酶的，乳糖就不能被分解，当乳糖进入结肠后，就会被细菌发酵生成乙酸、丙酸、丁酸等有机酸和甲烷、氢气、二氧化碳等气体，虽然大部分产物可被结肠重新吸收，但未被吸收的物质则会引起肠鸣、腹痛、胀气和腹泻，产生的这些反应被称为"乳糖不耐受"。

乳糖不耐受人群如何选牛奶。首先可以选择牛奶逐渐增加的饮用方法：对于饮用牛奶后会出现不舒服的胃肠道反应的人群，可以尝试第一天喝一两口牛奶，之后的每一天逐渐加量，让身体慢慢适应牛奶。如果觉得身体不能适应，也可以直接选用舒化奶和酸奶来代替牛奶。

舒化奶。舒化奶就是在生产舒化奶的过程中，在牛奶中添加了乳糖酶。舒化奶中的乳糖酶能将牛奶中 90% 以上的乳糖分解成易于吸收的葡萄糖和半乳糖，很好地解决了乳糖不耐受人群喝牛奶的问题。

酸奶。酸奶是由纯牛奶发酵而成的，酸奶在发酵过程中，奶品中的乳糖大部分会转化成乳酸和其他有机酸，很好地解决了乳糖不耐受人群不能喝牛奶的问题。同时，乳酸菌本身也会产生大量的乳糖酶，反过来帮助人体消化乳糖。所以，"乳糖不耐受"的人也可以放心大胆食用奶制品，喝酸奶就是最好的选择。

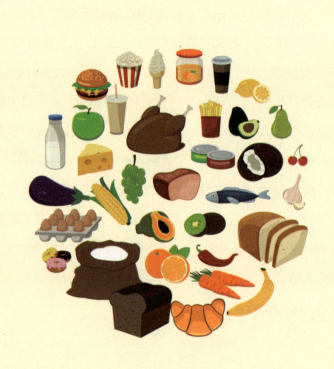

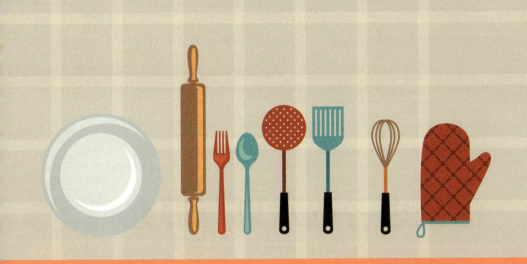

重拾健康，
疾病患者为自己
量身定制的营养处方

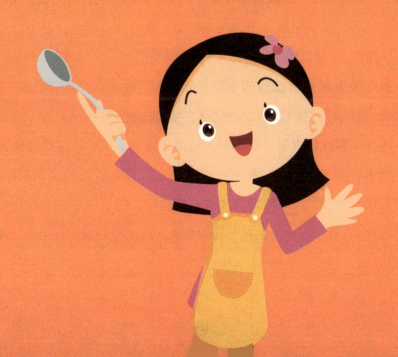

65/

痛风患者选水果有讲究

水果富含维生素、矿物质和植物化学物质，非常有益于健康。但绝大多数水果里面都含有一定量的葡萄糖、蔗糖和果糖。果糖能加速尿酸的合成，蔗糖分解后会产生果糖。那么痛风患者该如何选择水果呢？痛风患者选择水果时应该首先考虑水果中的嘌呤含量和含糖量。

少吃含糖量高的水果。如葡萄干、柿饼、桂圆干、菠萝蜜、香蕉、椰子、枣、红果；适当吃含糖量少的水果，如西瓜、甜瓜、柠檬、杏、李子。另外，建议痛风患者少吃草莓和无花果。因为草莓的嘌呤和果糖含量高，每 100 克草莓中约含 21 毫克嘌呤。虽然草莓含有丰富的维生素 C，但是草莓中草酸含量较高，如果和含钙高的食物同食，可能造成尿路结石，影响尿液排出。而无花果中嘌呤含量更高，每 100 克无花果中约含 64 毫克嘌呤，远高于其他水果。

多吃维生素 C 含量高的水果。如刺梨、酸枣、黑加仑、番石榴、猕猴桃，因为维生素 C 可以促进组织中尿酸盐溶解。

适当吃紫红色水果。如葡萄、蓝莓、树莓、樱桃，这类水果富含的花青素，能清除人体代谢产生的自由基，具有较强的抗氧化作用，同时有抗炎功效，可以减轻痛风患者的疼痛。但是由于每 100 克大樱桃中约含 17 毫克嘌呤，也高于其他水果，建议每天控制食用量，不宜超过 20 颗。

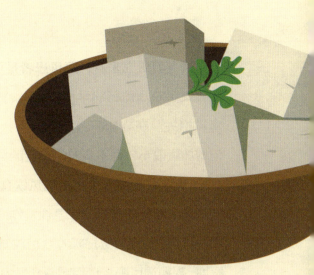

66/

远离痛风，
能吃豆制品吗

很多痛风患者听说大豆和豆制品等高蛋白食物含嘌呤比较高，痛风病人不能吃。于是在日常的饮食中，都"远离"大豆及豆制品。难道痛风真的不能吃这类食物吗？

豆制品的嘌呤含量比干大豆低得多。其实，如果仅看干大豆，干大豆的嘌呤含量的确不低，每 100 克干大豆中的嘌呤含量接近 200 毫克。不过跟真正的高嘌呤食物比起来，大豆中的嘌呤还是要低一些。比如动物内脏，常见的肝、腰、心、脑、胰腺等，这些食物中每 100 克的嘌呤含量一般都在 200 毫克以上。而且我们一般也很少直接吃干大豆，通常是做成豆浆、豆腐或煮熟了吃。在大豆浸泡吸水的过程中，有一部分嘌呤会溶到水中。而从大豆变成豆浆或者煮大豆的过程中，其中的含水量也会大大增加。比如豆腐，每 100 克豆腐中的嘌呤含量往往不到 70 毫克，而每 100 克煮熟的大豆中，嘌呤含量则不到 50 毫克，这个含量就不算很多了。

从当前研究来看，痛风患者是可以吃豆类的。2011 年，有研究综述收集了 6 项流行病学调查，没有一项显示食用豆制品跟高尿酸或者痛风相关。在临床研究中，食用大豆蛋白确实会增加血浆中的尿酸，但增加量很小，并不具有临床上的关注价值。

《临床营养学》给出的痛风饮食指导是，痛风患者可根据病情，限制膳食中嘌呤的含量。在急性发作期应严格限制嘌呤摄入量，尽量少于 150 毫克 / 日，可选择嘌呤含量较低的食物（<25 毫克 /100 克）。在缓解期，视病情可限量选用嘌呤含量中等的食物（25~150 毫克 /100 克）。

所以，通过以上对豆制品嘌呤含量的分析，非急性发作期的痛风患者是可以吃豆制品的，在以后的饮食中，还可以适量增加一些豆腐、豆浆等豆制品的摄入量以丰富饮食。

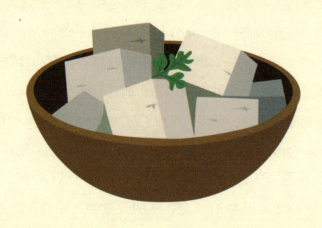

67/

要控制血糖，
怎么吃水果才对

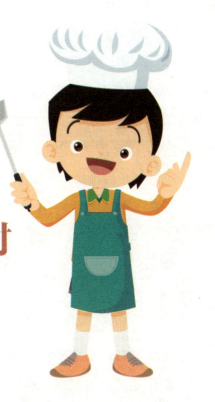

如果您身边有糖友们，就水果而言，也许您会有一连串的疑问："糖尿病患者能不能吃水果？吃什么样的水果？吃多少？什么时候吃最好？…"

首先，糖尿病人群不仅可以吃水果，还能吃各种各样适合他们吃的水果。那么要控血糖，该如何选择水果？

答案是选择低 GI（血糖生成指数）水果。GI 可以用来衡量某种食物对血糖浓度的影响。当 GI ≤ 55 时为低 GI 食物，它在胃肠道停留的时间长，葡萄糖释放缓慢。另外，还需参考 GL（血糖负荷）控制摄入量。GL 是将摄入碳水化合物的质量和数量结合起来评估膳食中的血糖效应指标。如西瓜 GI=72，虽然较高，但 100 克西瓜所含碳水化合物只有 5.8 克，GL 为 4.2，少食对血糖影响较小。也就是提醒糖友们吃水果一定要有量的概念。一般认为 GL ≥ 20 时为高 GL，提示食用相当重量的食物会对血糖影响明显。基于 GI 与 GL 这两个指标，糖尿病患者可以食用的水果有：樱桃（GI=22，GL=2.2）、李子（GI=24，GL=2.1）、柚（GI=25，GL=2.4）、鲜桃（GI=28，GL=3.4）、梨（GI=36，GL=4.8）、苹果（GI=36，GL=4.9）、柑橘（GI=43，GL=5.1）、西瓜（GI=72，GL=4.2）等。

其次，水果中或多或少都含有葡萄糖，从这个角度来说，水果不宜多食，一天进食 200 克左右即可。吃水果的时间最好选在两餐之间、饥饿时或体力活动之后，为机体补充必需的营养素和提供必要的能量。

为了更有效地控制血糖，糖尿病患者吃水果时应注意以下几点。

（1）生的、青的水果利于血糖控制。水果对血糖的影响与吃的方式也有很大关系，建议不要煮熟了吃，也不要挑熟透了的水果吃。

（2）榨汁水果血糖反应更高。不要榨汁吃，果汁通常会损失一些膳食纤维，血糖反应一般高于完整水果。

（3）水果罐头不要吃。不能用水果罐头代替水果，为改善甜度和口感，罐头中一般会添加大量的糖分。

（4）浓缩加工水果不要吃。为了使其口感酸甜适宜，山楂片、杏干中的糖含量远远比原果实中的要高。

因此，水果不是糖尿病患者的禁区，只要合理选择水果，注意控制总能量摄入，吃水果的同时减少主食的摄入量即可。

68/

糯米和大米，
谁对血糖影响更大

糖尿病患者日常饮食中不可缺少碳水化合物，保证碳水化合物的足量供给不仅有利于维持脑细胞正常的功能，还可以保持肝脏的正常解毒功能，避免肝脏受损。那么我们日常所吃的糯米和大米，谁对血糖影响更大呢？

糯米和大米在食物分类中都属于谷类食物。糯米是糯稻脱壳的米，在中国南方称为糯米，而北方则多称为江米。大米是稻子的子实脱壳而成，又名稻米。

100 克大米饭的血糖负荷为 21.5，100 克糯米饭的血糖负荷为22.5，均属于高血糖负荷食物。相对来说，糯米对血糖的影响更大一些。

在糖尿病人的饮食指导中，推荐糖尿病人每天摄入的总碳水化合物不少于 130 克，否则有可能导致饥饿性酮症。

按照主食平均含碳水化合物 70% 计算，130 克碳水化合物相当于主食 185 克，即不能少于 4 两。若总能量摄入为 1000 千卡的糖尿病人选择主食的话，最多可选择 150 克大米。

最后再来说一下糯米，糯米是制造黏性小吃，如粽子、八宝粥、各式甜品的主要原料，也是酿造醪糟（甜米酒）的主要原料。糯米特别容易消化，升血糖太快，会使体内胰岛素含量迅速升高。因此，糖尿病人在吃糯米黏性小吃时，要注意控制量，尽量少吃一些，解解馋就够了。

69/

糖尿病患者如何驱除"饥饿感"

常常感到饥饿是很多糖尿病患者都会遇到的难题，以下措施有助于帮助糖尿病患者驱除"饥饿感"。

主食要充足。主食是热量的主要来源，不能因为节食而吃得过少，每个人的情况不同，应该根据个人情况补充充足的主食。

少量多餐。将每日饮食总量分配到 4~5 餐中，白天每 3~4 小时进餐 1 次，睡前 1~2 小时少量加餐，既能避免餐后高血糖问题，又可避免"饿得慌"现象。

荤素搭配。注意控制动物脂肪，但不可少了植物油，瘦肉和鱼虾也可适当吃一些，这样可以延缓胃排空的速度，避免时常产生饥饿感。

进餐时多吃蔬菜。餐后还可吃点含糖量低的水果，以增加"饱腹感"。

常备零食。患者最好在身边常备一些糖果、饼干和含糖饮料。一旦出现饥饿感等低血糖反应，就吃一两块饼干，喝上几口饮料，既可以减轻"饥饿感"，避免"饿得慌"，又可防止诱发低血糖反应。

调整饮食。当糖尿病患者经常出现"饥饿感"，而血糖检查又无异常时，就要考虑到"饥饿感"的产生与饮食控制及饮食结构不合理有关。因此，糖尿病患者在饮食调整过程中应注意以下两方面。一方面，是在饮食控制过程中，主食量不能限制过快，可每周减少主食量 100~200 克，一旦限制过快容易导致酮症酸中毒，对病情恢复不利；另一方面，就是调整饮食结构，主食充足，多餐少补，进餐时应多吃低热能、高容积的食品，如黄瓜、豆腐等，多选用粗、杂粮，代替细粮、荞麦面、玉米面制作的馒头等。

70/

高血脂患者如何吃油

如今，随着人们生活水平的不断提高，高血脂患者越来越多。血脂高不仅影响血管通畅，还会对心脑造成伤害。日常饮食中对于油脂食用不合理，是影响血脂的多种因素之一。"油"是由脂肪酸和类脂成分组成。脂肪酸分饱和脂肪酸、单不饱和脂肪酸和多不饱和脂肪酸。类脂包括磷脂、胆固醇等，是人体重要的组成成分，或者成为激素、维生素的前体，参与人体细胞代谢，是人体不能缺乏的。《中国居民膳食指南（2016）》中建议，每人每天应摄入 25~30 克食用油，大约为 2~3 白瓷勺的量。那么对于高血脂患者来说，应如何科学合理地食用油脂呢？

动物油、椰子油易升高血脂，应少吃。饱和脂肪酸容易升高血脂，增加患心血管系统疾病的风险。肥肉、动物油、奶油中饱和脂肪酸较多，因此，很多人认为植物油一定比动物油健康。其实，植物油中也有含饱和脂肪酸较多的油，如椰子油、棕榈油等，一些加工食品可能含这些油，高血脂人群应尽量少吃。

用初榨橄榄油、茶籽油凉拌菜有助于调节血脂。橄榄油和茶籽油是含单不饱和脂肪酸较多的油，对调节血脂、保护血管有益，但要注意初榨橄榄油和茶籽油不耐高温，最好用来做凉拌菜，不宜用来煎炸食物。

血脂高的人少用花生油、玉米油煎炸做菜。花生油、葵花籽油、玉米油等遇热较为稳定，可以用来煎炸，但建议高血脂人群少吃或不吃油炸食物。炒菜时，最好选择多种混合在一起的食用油，用"热锅凉油"（即将锅充分烧热再放油）、急火快炒的方式，利于保护蔬菜中的营养素。

71/

高血压患者可以喝牛奶吗

　　很多高血压患者都在想方设法地让自己的血压降下来，因此高血压患者对于日常饮食都较为慎重。大都严格要求自己饮食清淡，甚至有很多患者对于营养价值颇高的牛奶也不敢问津。那么高血压患者到底能不能喝牛奶呢?

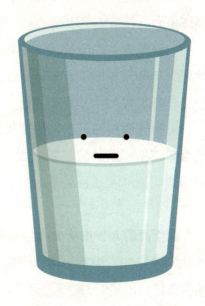

其实牛奶中富含钙和钾，是十分适合高血压群体用于滋补的。高血压的发生与血钠、血钙比例是否均衡有关。当一个人的血钠过高，血钙又过低时，血压就会明显上升。因此摄入含钙较多的食物，有助于维持血压稳定。高血压患者增加钙的摄入，能够促使外周血管扩张，对减少外周血管阻力有很大帮助。钾元素则能够防止食盐摄入过量，可以帮助人体将钠排出，所以说补钙和补钾都具有不错的降压效果。牛奶，富含钙质和钾元素，所以高血压病患者不妨多喝点牛奶，特别是脱脂牛奶，这样可以减少脂肪尤其是饱和脂肪的摄入量。在奶类及奶制品中，不仅钙的含量丰富，而且还含有丰富的其他矿物质和维生素，特别是能促进钙的吸收和利用的维生素 D。

　　牛奶中还含有人体不能合成的 8 种必需氨基酸。其中蛋氨酸有抑制交感神经兴奋的作用，有助于维持人体的生理、心理平衡，蛋氨酸还具有促进钙吸收和预防感染的作用。对大白鼠的实验证实，牛奶中所含的蛋白质，也有清除血液中过量的钠的作用，所以能防止动脉硬化、高血压的发生；而且其中的蛋白质还有助于保持血管弹性，延缓动脉硬化的作用。

　　另外，牛奶中还含有一种耐热的低分子化合物。可以抑制人体内胆固醇的合成；牛奶中所含的钙质和胆碱，具有促进胆固醇从肠道排泄、减少人体对其吸收的作用。所以，牛奶是一种可以降低人体胆固醇的食物。

　　因此，在合理饮食的基础上，每天坚持饮用 1~2 杯牛奶（约 200 克）或吃 3 份乳制品，可以达到预防和治疗高血压、糖尿病等慢性疾病的目的。

72/

高尿酸血症及痛风患者，还能放心喝酒吃肉吗

　　由于痛风是由单钠尿酸盐沉积所致的晶体相关性关节病，与嘌呤代谢紊乱或尿酸排泄减少所致的高尿酸血症直接相关。因此高尿酸血症及痛风患者在日常的饮食中，应该尽量避免和限制高嘌呤食物的摄入。高尿酸血症及痛风患者需要尽量避免的高嘌呤食物（＞100毫克/100克）主要为动物内脏、浓肉汤、肉汁及贝类、牡蛎和龙虾等带甲壳的海产品；尽量限制的高嘌呤食物主要是动物性食品（如牛肉、羊肉、猪肉等），鱼类食品，含较多果糖、蔗糖的食品，以及各种含酒精饮料，尤其是啤酒和蒸馏酒（白酒）。那么高尿酸血症及痛风患者，能放心吃什么肉，喝什么酒呢？

　　家禽蛋白相对安全。研究认为，内脏、红肉、海鲜是痛风及高尿酸血症的危险因素，相对海鲜及红肉，家禽蛋白对血尿酸的影响较小。推荐患者优先选择该类食物作为动物蛋白的主要来源，但家禽类肉皮中的嘌呤含量过高，不建议食用。

红酒相对安全。调查发现饮酒对痛风的影响与酒的种类有关，啤酒与痛风发病的相关性最强，烈性酒也与痛风相关，而红酒无明显相关性，且研究认为少量饮用红酒有利于预防高尿酸血症与痛风的发作。总之，尽量避免饮用啤酒和白酒，适当饮用红酒有利于身体健康。

另外，高尿酸血症及痛风患者的膳食应遵循个体化原则。每日摄入的能量应根据患者性别、年龄、身高、体重和体力活动等情况计算。对于一个体重正常的人来说，在轻体力活动水平情况下（如坐姿工作），每日可给予 25~30 千卡 / 千克的能量；在中体力活动水平情况下（如电工安装），每日给予 30~35 千卡 / 千克的能量；在重体力活动水平情况下（如搬运工），每日给予 40 千卡 / 千克的能量。营养素的配比大概是：碳水化合物提供的能量占总能量的 50%~60%，蛋白质供能应占总能量的 10%~20%，脂肪占总能量的 20%~30%。

总之，高尿酸血症及痛风患者的膳食应基于个体化原则，建立合理的饮食习惯及良好的生活方式，限制高嘌呤动物性食物的摄入量，控制总能量摄入及营养素供能比例，保持健康体重，配合规律降尿酸药物治疗，并定期监测随诊。

73/

脂肪肝患者为肝脏"减肥"的饮食原则

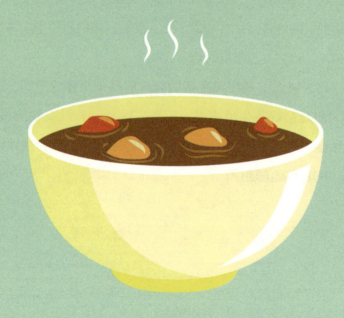

近年来，体检查出脂肪肝的人越来越多，平时也没感觉哪儿不舒服，所以多数人都没把它当个大病，这种做法真的太危险了。脂肪在肝脏不断蓄积，肝脏就会发生肝炎，进而出现肝脏纤维化，这种纤维沉积越来越多，就可能发展为肝硬化，甚至肝癌。实际上，脂肪肝说到底还是脂肪惹的祸，"凭本事"吃出来的脂肪，还得通过调整饮食减下去。

脂肪肝患者的饮食要注意以下原则。

淀粉要限量。脂肪肝就是淀粉、脂肪和胆固醇吃多了堆出来的，限制这些食物的摄入，才能控制或减轻体重，也让肝脏适当减肥。

糖分要少量。糖和甜食摄入太多，会影响血糖、血脂，还是少吃为宜。

蛋白质要足量。减肥并不意味着要戒肉，因为高蛋白膳食有利于肝细胞的修复与再生，还能防止肝细胞进一步受损害。因此，肥要减，但蛋白质不能少，可以按自己的体重计算需要多少蛋白质，健康成年人每公斤体重每天大概需要 0.8~1.5 克蛋白质。

维生素要适量。叶酸、胆碱、肌醇、烟酸、维生素 E、维生素 C、维生素 B_{12}、钾、锌、镁等维生素和矿物质，可以促进和维持肝脏正常代谢，有助于改善肝功能。可以多吃富含维生素、矿物质食物。

另外，值得注意的是，脂肪肝的轻重度、病因、肝功能损伤程度没搞清楚，在不咨询医生的前提下，避免随意食用保健品，否则很可能会加重肝脏代谢的负担，让肝功能损伤得更严重。

74/

慢性肠胃炎患者
不适宜吃哪些食物

　　现代人生活压力比较大，而且大多饮食不节制，因此很多人的胃肠或多或少都有点毛病。对于慢性肠胃炎患者来说，平时应该避免摄入哪些食物呢？

　　牛奶。肠胃炎期间不宜喝牛奶和吃大量的糖，因这些食物进入肠道后容易发酵产生大量气体，引起腹胀腹痛，增加患者痛苦。另外，牛奶中含有较多的脂肪，有润滑肠道、增强肠蠕动的作用，会加重肠道负担，对病情不利。

　　烟酒。酒精对胃黏膜有较大的损害，人们在吸烟时候，烟雾中的有害物质溶解并附着在口腔、咽喉部，随吞咽进入胃内，这些有害物质对胃黏膜也有很大损害。因此，急、慢性肠胃炎患者，一定要戒除烟酒，以免加重病情，甚至造成恶性病。

　　产气食物。有些食物容易产气，使患者有饱胀感，应避免摄食。但食物是否会产气而引起不适，因人而异，可依个人的经验决定是否食用。

油炸食物。油炸食物不容易消化，会加重消化道负担，多吃会引起消化不良，还会使血脂增高，对健康不利。

过冷过热。肠胃炎患者的肠胃不适都是饮食中的过度刺激造成的，因此在饮食上，我们也要尽量避免一些过凉的食物和饮料，否则食入后可能导致胃痉挛，胃内黏膜血管收缩，不利于炎症消退；还要避免一些过热的食品和饮料，否则食入后会直接烫伤或刺激胃内黏膜。

饮食不洁。肠胃炎患者的肠胃一般都是很弱的，最忌吃一些生冷不卫生的食物。尤其是夏季，生吃瓜果要洗净，不要吃变质食品。被污染变质的食品中含有大量的细菌和细菌毒素，对胃黏膜有直接破坏作用。放在冰箱内的食物，一定要烧熟煮透后再吃，如发现变质，要坚决扔掉，禁止食用。

饮食不规律。应以饮食规律，勿过饥过饱，少食多餐为原则。年老体弱，胃肠功能减退者，以每日 4~5 餐为佳，每次以六七分饱为好。食物中注意糖、脂肪、蛋白质的比例，注意维生素等身体必需营养素的含量。

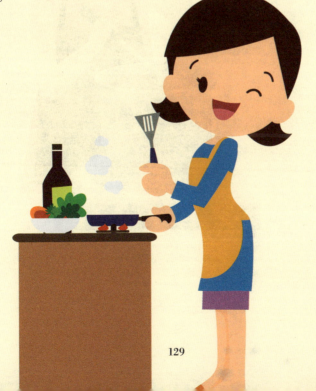

75/

慢性腹泻患者的饮食管理原则

很多慢性腹泻患者除了吃药改善、缓解症状，对平时的饮食疏于管理，导致病情难以尽快恢复。那么慢性腹泻患者平时应该如何管理自己的饮食呢?

《临床营养学》提示：慢性腹泻患者每日能量供给以碳水化合物和蛋白质为主，脂肪摄入量应加以控制。烹调应以炖、蒸、烩和余为主，使食物易于消化吸收。

由于慢性腹泻病程长，组织消耗大，应给予足够的能量。但患者消化吸收功能差，一次进食量不宜过多，应少食多餐。因此，慢性腹泻患者应选择少渣、低脂、高能量的食物。

慢性腹泻患者要根据病情调整饮食。患者在急性发作时要禁食，使肠道完全休息，必要时还应该进行静脉输液以补充水分和电解质；在病情缓解期，排便次数减少后，可以选择吃少量清淡流质食物，或低脂少渣、细软易消化的半流质饮食，如大米粥、藕粉、烂面条、面片等；腹泻基本停止后可以适当食用面条、粥、馒头、瘦肉泥等。慢性腹泻患者在发病期间还需适当限制含膳食纤维较多的蔬菜水果，不要使用煎炸、爆炒、滑溜等较油腻的烹调方式。随着身体好转，患者可以逐渐过渡到正常的膳食，并及时补充富含 B 族维生素或维生素 C 的果汁。

另外，慢性腹泻患者在腹泻期应该忌食高脂食品，因为油腻会增加消化道负担，而且还有滑肠作用，会加剧腹泻，牛奶、豆浆等流质食物容易产气，在腹泻期间也应禁食。

76/

慢性习惯性便秘患者改善肠动力怎么吃

　　慢性习惯性便秘主要由两个因素造成：一是粪便传输障碍，老年人、体弱者腹肌无力，肠道紧张程度下降、肠蠕动变弱，没有足够的力量推动粪便顺畅地到达肛门；二是出口梗阻，肠道有吸收水分的功能，粪便在肠道内停留时间越长，粪便越干燥，排便越困难。在接近肛门的直肠部位是粪便最容易硬结的部位，干结的粪便很容易造成出口梗阻，进而引起便秘。《中国慢性便秘诊治指南》中提示：治疗便秘的目的是缓解症状，恢复正常肠动力和排便生理功能。慢性便秘患者应避免长期应用或滥用刺激性泻药。那么对于慢性习惯性便秘患者，应如何通过调理饮食，改善肠动力呢？

　　膳食纤维促进肠蠕动。慢性习惯性便秘患者可以每日增加摄入膳食纤维的量，宜控制在 10 克以上，能明显增加粪便量、刺激肠蠕动，改善便秘状况。

　　以多渣食物为主。慢性习惯性便秘患者可以多渣的富含膳食纤维，特别是不溶性膳食纤维的食物为主，以帮助肠道保留水分，增加粪团体积及重量，软化粪便、刺激肠蠕动，有益于益生菌的生长。

另外，饭后不宜立即吃水果。 水果中含有较多的膳食纤维，如果在两餐之间吃，可改善便秘。但饭后立刻吃水果，容易导致水果滞留在胃中，水果中所含的糖分就会产生发酵作用，使人产生饱胀感、反酸、嗳气等不适。

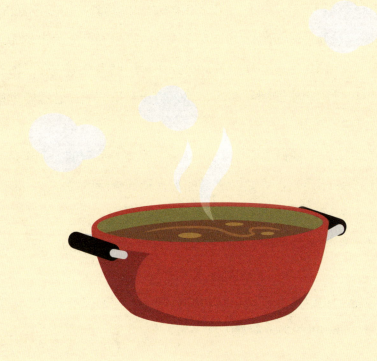

77/

预防骨质疏松，
怎么补钙才能事半功倍呢

　　30岁后，人体骨骼中的钙含量逐渐减少，骨钙开始缓慢丢失，每年大约丢失0.1%~0.5%。随着年龄的增加，骨钙流失速度不断加快。对于骨质疏松症，目前尚无有效的方法使骨量已经严重丢失的患者恢复正常，因此预防胜于治疗。关键是要在骨质进入负增长时及时补充钙质，推迟骨质疏松的爆发时间。那么防止骨质疏松，怎么吃才能达到有效补钙的目的呢？

　　补钙，要根据缺钙的原因和身体的状况"对症下药"。如果是因为膳食中钙摄入不足，首先要考虑增加富含钙的食物的摄入，在购买钙产品前不妨先确认，以下这些食物吃够了吗？

　　奶类。奶类是目前钙／磷比值最高的补钙食物，比如牛奶、酸奶、奶酪等。

　　豆制品。建议素食者可以吃传统豆制品，比如卤水豆腐、石膏豆腐等的含钙量和钙的吸收率都较高。

绿叶蔬菜。如芥蓝、芥菜、红苋菜、皇冠菜、苋菜、红凤菜、川七、小白菜、油菜含钙丰富，豆芽菜也有不错的钙含量。

黑芝麻、坚果等。比如黑芝麻的含钙量最丰富，100 克黑芝麻中就有 1456 毫克的钙质。

海鲜类。以带骨的小鱼干、虾米含钙最多。餐点中适时加入小鱼干、虾米、虾皮等食材，不但可增添菜色的鲜美，还能达到补钙的效果。

我们最常吃的白米白面制品、肉类等食物中，钙的含量都很低。骨头汤作为公认的补钙佳品，其中所含的钙更是微乎其微，但是熬汤时加入半碗醋可以有效地帮助骨钙溶出；蛋类和鱼类比肉类好点，但其中钙的含量仍然是很不足的。

另外，少量多次摄取，比一餐吃足高钙好。将一天所需的 800 毫克钙质分散在各餐食用，而不是一次吞下大剂量的钙。这是因为人体有自行调节的能力，因此当我们一次吃下大剂量的钙质时，身体的吸收率会降低。也就是说，钙的吸收率和摄取量呈反比。每餐都摄取到适量钙质，让身体稳定吸收，也是比较有效的补钙方法。

78/

远离骨质疏松，
这 10 条补钙误区
你知道吗

好的饮食习惯能让我们免受缺钙的困扰，有一些错误的饮食观念很容易妨碍身体对于钙的吸收利用。想要原理骨质疏松，首先要摒弃以下几条补钙误区。

以为多吃肉类有利于骨骼健康。事实上，所有肉类含钙量都极低。膳食中适量的蛋白质有助于钙吸收，但食用过多的动物性蛋白质，蔬菜水果摄入量又非常少的时候，尿钙的流失会增加。过多的脂肪也会降低钙的利用率。

以为吃蔬菜与骨骼健康无关。其实很多绿叶蔬菜本身也含有不少钙，其中绿叶蔬菜所含的维生素 K 是骨钙素的形成要素，而骨钙素是钙沉积入骨骼中所必需的成分。

以为菠菜对健骨有害。虽然菠菜中含有妨碍钙吸收的草酸，但是其中也含有大量促进钙吸收的因素，包括丰富的钾和镁，还有维生素K。在吃菠菜之前，用开水焯一下便可除去其中的大部分草酸。

以为吃水果代餐有利于骨骼健康。水果并不是钙的良好来源，而且严重缺乏蛋白质。骨骼的形成需要大量的钙，也需要胶原蛋白作为钙沉积的骨架。如果用水果代替三餐中的全部食物，则蛋白质和钙摄入量都严重不足，只会促进骨质疏松的发生。

以为喝饮料不会影响到骨骼健康。为了改善口感，饮料中大多含有磷酸盐和精制糖，而磷酸盐和精制糖都不利于钙的吸收。

相信喝骨头汤能补钙。骨头里面的钙决不会轻易溶出来。用普通的锅炖一两个小时做出的骨头汤，根本不可能起到补钙的效果。

认为喝牛奶对补钙没有帮助。其实奶类对儿童少年的骨钙沉积和身高成长仍然具有很重要的促进作用。

认为豆浆可以代替牛奶补钙。豆浆中的钙含量只有大豆的1/20，同等重量的豆浆中的钙只有牛奶的1/10。西方很多豆浆产品中特意添加了钙，以便不喝牛奶的人能得到足够多的钙，但中国的豆浆中没有添加钙，所以不能起到完全替代牛奶的作用。

用内酯豆腐来补钙。传统卤水豆腐和石膏豆腐是使用含钙、镁的凝固剂制备，使豆腐含钙量增高。而内酯豆腐是使用葡萄糖酸内酯作为凝固剂，没有增加豆腐的含钙量。

认为吃盐和钙流失无关。大量研究发现，人体增加钠盐摄入会显著增加尿钙流失。除了要少吃盐外，建议大家在选购食物时，尽量选择钠含量低的产品。

79/

预防"三高"：
一蔬、一果、一肉

　　饮食是预防和控制"三高"（高血压、高血脂、高血糖）的重要手段，预防"三高"的食物也是到处可见。这里我们特别精挑细选出一种蔬菜、一种水果和一种肉类，既常见又方便食用，对于"三高"人群极有好处。

　　一蔬：毛豆。毛豆中的卵磷脂是大脑发育不可缺少的营养之一，有助于改善大脑功能，含有丰富的食物纤维，不仅能改善便秘，还有利于降低血压和胆固醇，对糖尿病人、心血管病人很有好处。

　　一果：香蕉。香蕉中含有丰富的钾，每天吃一根香蕉，就可以满足体内钾的需求，稳定血压，同时还可以保护胃肠道，高血压患者可以适当多吃一些香蕉。

　　一肉：三文鱼。三文鱼肉中含有丰富的不饱和脂肪酸，能降低血液中甘油三酯的水平，并能升高高密度脂蛋白胆固醇的含量，增强血管弹性。在淡水鱼中，鲤鱼是非常值得推荐的降脂食物。

实际上，许多患者往往是同时患有高血压、高血糖和高血脂，在日常饮食中就必须兼顾三者，而不是过度偏向某几种食物。因此，我们对"三高"患者有一些基本的饮食原则。

清淡少盐。无论是高血压，还是高血脂患者，都不适合摄入太多的盐分，否则会加大对血管的刺激和损伤，导致心脑血管进一步受损。因此，"三高"患者的饮食应以清淡为主，少吃辛辣刺激、盐味较重和油腻油炸的食品，每天的食盐摄入量不宜超过 6 克（相当于 1 小啤酒盖）。

每天 500 克蔬菜水果。蔬菜水果是低能量的食物，主要为人体提供膳食纤维和维生素。多吃水果蔬菜特别是绿叶蔬菜以及富含维生素 C 的蔬果，可以降低患冠心病的风险。另外，成年人为了控制体重，可以在餐前吃水果，增加饱腹感。建议每天吃蔬菜 300~500 克，深色蔬菜最好占一半，水果 200 克左右。

多吃鱼禽。鱼禽类脂肪含量相对较低，不饱和脂肪酸含量较高，特别是鱼类，含有较多的不饱和脂肪酸，对于预防血脂异常和心脑血管疾病等具有重要作用。"三高"人士可将鱼禽作为动物类食品的主要选择。建议成年人每天摄入鱼虾类 50~100 克，禽畜肉类 50~75 克。

80/

缺铁性贫血患者怎么吃可以促进铁吸收

对于长期偏食或素食的缺铁性贫血患者而言，注意膳食全面均衡，做好日常的饮食护理，可以提高铁的吸收率，有助于缓解相关症状以促进康复。一般情况下，富含铁的食物，尤其是富含铁的蔬菜，应该与富含维生素C的食物搭配食用。因为维生素C可以使人体对蔬菜中铁的吸收率增加2~3倍。那么哪些食物富含铁、维生素C和蛋白质呢？

含铁的食物。在保证摄入足够热量的基础上，患者应多吃一些富含铁质的食物，如动物内脏（肝脏、肾脏）、瘦肉（如牛肉、猪瘦肉、禽鱼肉）、动物血（如猪血、鸭血等）、绿叶蔬菜（如菠菜、油菜）、黑木耳、香菇、蘑菇、紫菜、海带、黄豆及豆制品等。并且，每餐都应做好荤素搭配，且最好用铁锅做饭。

含维生素C的食物。维生素C被人体吸收后，可将三价铁还原成二价铁，有利于促进肠道对食物中铁质的吸收，还有利于提高肝脏对铁的利用率，达到治疗缺铁性贫血的目的。患者应多吃一些富含维生素C的食物，如西红柿、小白菜、油菜、芹菜、苦瓜、花菜、青椒、胡萝卜、猕猴桃、鲜枣、橙子、草莓、芒果、石榴、樱桃等。

含蛋白质的食物。蛋白质是人体必需营养素之一，具有促进铁质吸收及合成血红蛋白的作用，以使缺铁性贫血症状得以改善。患者应多吃一些富含优质蛋白质的食物，如鸡蛋、鸭蛋、牛奶、羊奶、瘦肉（鸡肉、牛肉、猪瘦肉等）、鱼、虾、黄豆及豆制品等。

81/

单纯性肥胖患者
减肥期间怎么吃

肥胖者大部分都是单纯性肥胖，肥胖的原因就是高热量、高脂肪的食物吃多了，却缺乏对膳食纤维的摄入。那么对于单纯性肥胖患者来说，减肥期间应该怎么吃呢？

少吃并不能减重，营养均衡是关键。减肥应该以改变饮食结构为主，而不是简单地少吃，因为少吃、不吃会带来很大的健康隐患。首先摄入的营养不够，其次容易造成血糖忽高忽低，长此以往有发展为糖尿病的风险。因此，专家表示，标准的一日三餐，应该都含有主食、蔬菜、蛋白质，以及少量的水果，而且油脂也是必不可少的，因为油脂是人体维持正常生命活动不可或缺的营养素。

主食多吃些杂粮，优先精瘦肉少选排骨。平时主食可以多选点杂粮，蔬菜要新鲜且要多样化。水果虽好，但因为糖分较高，还是要适量吃，不能作为代餐。其中蔬菜中的番茄和黄瓜可以多吃点，因为热量非常低。在肉类的选择上，应以鱼虾为主，红肉要适量，且吃红肉时要注意，尽量选择精瘦肉。很多人觉得肥肉才脂肪多，其实看上去没什么脂肪的排骨，也含有不少脂肪，所以也不能多吃。

减肥是一个缓慢的过程，不可急于求成。每周减 0.5~1 千克是比较好的，贵在坚持。减肥首先应该对自己的身体情况做一个评估，了解导致肥胖的根源，再制定饮食方案，坚持记录饮食，让身体去适应饮食的调整。

管理好饮食的同时，应该每天做 30~50 分钟的有氧运动（游泳、走路等）以及 10~15 分钟的无氧运动（卷腹运动等）。最后，每天保证饮食摄入的热量少于基础代谢加运动消耗的能量即可。

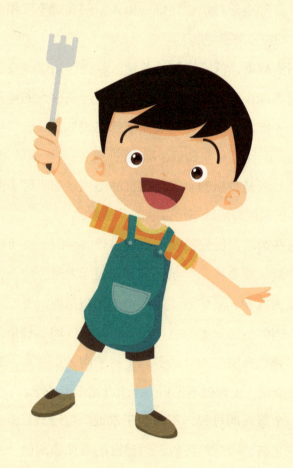

82/

失眠患者睡前可以借酒催眠吗

失眠是一种主观体验，失眠者对睡眠时间和（或）睡眠质量不满意（或者）睡眠后存在未恢复感，影响白天的工作生活。因此，是否影响日间功能成为失眠定义的核心要素，日间功能恢复也是失眠临床疗效评价的重要指标。那么失眠患者睡前来杯红酒助眠可以吗？

其实，睡前来一杯红葡萄酒助眠是误区。很多人喝完红酒后确实会昏昏欲睡，很快入眠。但实际上，酒精会让人的睡眠变浅，容易睡不踏实，半夜容易醒来，睡得断断续续，醒来容易头疼、精神也不好，人的睡眠质量反而下降了。于是第二天也容易出现头痛、精神差等症状。长期靠红酒来助眠，反而可能会加重失眠。尤其是肥胖人士更要注意酒精抑制呼吸中枢的问题，打鼾严重的，尽量避免睡前饮酒。

失眠可以多吃以下几种食物。

牛奶。牛奶中含有两种催眠物质：一种是色氨酸，能促进大脑神经细胞分泌促进睡眠的物质——5- 羟色胺；另一种是对生理功能具有调节作用的肽类，其中的"类鸦片肽"可以和中枢神经结合，发挥类似鸦片的麻醉、镇痛作用，让人感到全身舒适，有利于解除疲劳并入睡。对于由体虚而导致神经衰弱的人，牛奶的安眠作用更为明显。

小米。在所有谷物中，小米含色氨酸最为丰富。此外，小米含有大量淀粉，吃后容易让人产生饱腹感，可以促进胰岛素分泌，提高进入大脑内的色氨酸数量。

核桃。在临床上，核桃被证明可以改善睡眠质量，因此常被用来治疗神经衰弱、失眠、健忘、多梦等症状。与黑芝麻捣成糊状，睡前服用 15 克，效果非常明显。

葵花子。葵花子含多种氨基酸和维生素，可调节新陈代谢，改善脑细胞抑制机能，起到镇静安神的作用。

此外，大枣、蜂蜜、醋和全麦面包也是有助于睡眠的食物。大枣有补脾安神的作用，晚饭后用大枣煮汤喝，能加快入睡；中医认为，蜂蜜有补中益气、安五脏、合百药的功效，临睡前喝一杯蜂蜜水可以起到一定的助眠作用；醋中含有多种氨基酸和有机酸，消除疲劳的作用非常明显，也可以帮助睡眠；而全麦面包中含有丰富的 B 族维生素，具有维持神经系统健康、消除烦躁不安、促进睡眠的作用。

83/

慢性疲劳综合征
患者的饮食康复

随着社会竞争越来越激烈，工作压力增大，生活节奏加快，人们很容易产生慢性疲劳症状。慢性疲劳综合征是指以慢性或反复发作的极度疲劳持续时间至少半年为主要特征的症候群。慢性疲劳是亚健康的主要表现，常可伴有低热、头痛等多种神经精神症状、各种流感样症状，好发于 20~50 岁年龄组，绝大多数为 30~40 岁的中青年人。

慢性疲劳的危害。首先，慢性疲劳易引发神经、心血管系统的疾病，慢性疲劳是人体亚健康的表现之一，它使人体免疫系统的功能与调节失常，进一步引起免疫功能低下。免疫功能不足，会削弱机体的抗病能力，破坏了防御疾病的天然屏障。其次，慢性疲劳会危害中枢神经系统，表现为"脑疲劳"：记忆力下降、注意力不集中、反应迟钝、头晕头痛。有时还会出现某些精神症状，如忧郁、焦虑、烦躁，还可能出现失眠等症状，并进一步影响消化系统，导致胃肠道血液瘀滞、蠕动减弱，容易出现食欲缺乏、偏食、恶心等。

不能用辛辣食物来刺激胃口。有的患者为了缓解进食不良，常多吃辣椒等辛辣食物来刺激胃口，由于进食营养结构不合理，热量不足，患者会出现形体消瘦、营养不良，进一步加重对各个系统的影响。慢性疲劳综合征患者的饮食康复重点可参考以下原则。

常吃弱碱性食品，保持机体活力。研究提示，每天摄入食物的酸碱比例应该为2∶8为宜。常见的酸性食物，如糖、酒、米、面、肉、蛋、鱼等食物；常见的碱性食物，如水果、蔬菜以及豆制品、乳制品、菌类和海藻类等食物。

增加维生素，疲劳易解除。维生素是作为一些辅助成分参与人体代谢，但这些成分都是代谢必不可少的，维生素部分必须从食物中摄取。

少食多餐，能量补充不断。少食多餐，每餐只能七分饱，既有利于能量不断输入脑细胞和肌细胞，又不致使大脑缺血，可保持头脑清醒，提高思维力和记忆力，还可以控制体重，预防肥胖症。

健康生活从早餐开始。科学的早餐原则以低脂低糖为主，选择猪瘦肉、禽肉、蔬菜、水果或果汁，低脂牛奶等富含蛋白质、维生素及微量元素的食物，再补以谷物、面食为好。

常吃药膳，提神解乏，疲惫不见。药膳既有营养价值，又能防治疾病、强身健体，还有益智健脑，提神解乏的功效。

84/

消化功能较弱者
如何合理摄入薯类和蔬菜

消化功能好的人能把绝大部分食物中的营养素都消化吸收掉，只有可溶性膳食纤维、低聚糖等会留给大肠细菌进行发酵产气，所以即便吃薯类和蔬菜也产生不了很多气，而薯类和蔬菜中的膳食纤维是有利于大肠畅通的。实际上，少量的不消化成分对维持大肠有益菌群反而是必需的。然而，消化不良的人就连淀粉、蛋白质等人体能利用的成分都无法充分吸收，有很大一部分直接被送进大肠，供细菌发酵，而产生大量气体造成不适。

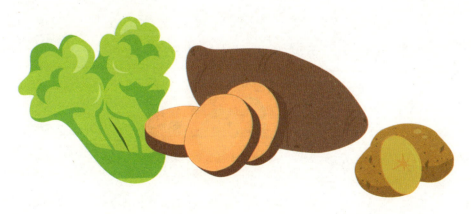

注意选择适当食物。简单来说，如果人体消化能力比较弱，薯类食物可以多选山药、芋头等对肠道较为友好的品种，少吃点土豆、红薯，而且尽量要和米面搭配食用，比如煮米饭放少量土豆丁，煮粥时放适量红薯丁，做饼的时候在面糊中放些土豆泥，这样就不至于感觉不舒服。

消化能力弱的人也应该适当摄入蔬菜。因为没有新鲜蔬菜，维生素会严重不足。而民间会认为蔬果是凉性，胃不好的人不能吃，但缺乏维生素 C 不仅影响到铁的吸收，而且会造成坏血病等营养缺乏病，因此蔬菜的摄入必不可少。但是蔬菜最好少吃生的，把它们烹调得软一点，比如绿叶菜多煮一分钟，冬瓜和茄子炖到软，豆角焖烂点。哪怕损失点维生素，吃进去总比不吃好。每天要摄入至少 300 克蔬菜，蔬菜中的膳食纤维对维持肠道正常工作很重要。

只要选对品种，烹调合理，每天往米饭里加少量薯类，每天吃300~500 克蔬菜，就可以达到慢慢改善消化功能的作用。

85/

胃胀气，该喝什么粥

胃胀的人喝粥最好不要加豆类，用一些促消化的食物熬粥最有效。那么胃胀气喝什么粥好呢？试试以下几种养生粥。

鸡内金粥。材料：鸡内金、粳米 100 克。做法：鸡内金清洗干净，沥干水分后用文火炒至黄褐色，研为细末备用；粳米清洗干净，备用；将粳米放入锅中，同时放入适量的清水，煮至米粒熟烂后再放入适量的鸡内金粉。继续稍煮片刻后放入适量的白糖，调味后即可食用。

陈皮粥。材料：陈皮 10 克、大米 50 克。做法：将陈皮洗净，切细，水煎取汁，去渣。大米淘净，放入锅中，加入陈皮汁及清水适量，煮为稀粥服食，每日 1 剂。或将陈皮研为细末，每次取 3~5 克，调入稀粥中服食。

砂仁粥。材料：砂仁 10 克、大米 25 克、小米 25 克。做法：取砂仁，略洗去浮尘及杂质，装纱布袋封口加水 2000 毫升，煮 30 分钟后将药袋取出，药水备用，小米、大米洗净入锅，加药水，煮成约 500 毫升的粥，分 2 次吃完。

陈皮猪肉粥。材料：瘦猪肉 50 克、陈皮 6 克、皮蛋 1 颗、葱 1 根、白米 1 杯、少许食用油、少量盐。做法：煮好白饭，锅里放少许食用油，加入瘦肉、葱段后炒，加入适量水，等沸后加入陈皮约煮 2 分钟，再加入白饭、瘦肉丝、皮蛋、葱段等一起煮成粥，熟后加盐调味即可。

萝卜子粥。材料：炒莱菔子（萝卜子）10 克、粳米 50 克。做法：炒莱菔子清洗干净，备用；粳米清洗干净，备用；将炒莱菔子煎汤，接着再放入适量的粳米，用文火煮成稀粥后每日 1 次，连服 3 日。

山楂麦芽粥。材料：生山楂、炒麦芽各 10 克、粳米 50 克。做法：山楂、麦芽清洗干净，备用；粳米淘洗干净，备用；将山楂、麦芽煎水，再放入适量的粳米，煮成粥后再放入适量的白糖调味食用。每日 1~2 次，连服数日便可有效缓解嗳气等症状。

另外，喝粥胃胀少加豆类。身体虚弱和消化不良的人喝粥，宜少用或不用黄豆、黑豆、绿豆等食材，因为它们在人体内消化起来的确比较慢，而且容易产气。其他杂豆占杂粮粥原料的比例不宜超过 1/3，而且要煮软一点。如果有严重胀气、腹泻或便溏的情况，不宜多用全麦粒、大麦、燕麦等，而宜多用对肠道刺激非常小的糙米、大黄米、小米、山药、莲子等容易消化的食材。

86/

乙肝患者怎么吃才好

乙肝患者注意日常饮食，是保护肝脏、遏制病情的一个有效方法。那么乙肝患者应该如何控制饮食呢？

警惕"三高一低"饮食原则。有不少医生建议乙肝患者的饮食，应以"三高一低"为饮食原则，"三高一低"即高蛋白、高糖、高维生素、低脂肪。其实这种要求并不合理。因为过多摄入糖和蛋白质，会造成乙肝患者营养过剩，导致肥胖进而又引起脂肪肝；对于病情尚未稳定的乙肝患者，过度强调高蛋白饮食可能导致延长黄疸消退时间，不利于肝细胞的再生及修复，甚至引起病情恶化。

根据病情调整饮食。对于急性及慢性乙肝活动期的病人，饮食宜以清淡、易消化的饮食为主，避免大鱼大肉，也不宜进食过多的糖；在乙肝进入恢复期后，随着乙肝患者胃口好转，可逐步增加鱼、瘦肉、蛋等食品，以保证患者的蛋白质供给。

乙肝患者应注意食物烹调方法。乙肝食物要以清蒸、清炒、煲汤为主。清蒸、清炒及煲汤，可保持食物的营养成分，而且机体容易吸收。油炸食品中的许多营养成分受到了破坏，而且油炸食品不易消化，不利于营养吸收；红烧会破坏食物中的多种营养成分，也会导致食物不易消化。所以乙肝患者的饮食应忌油炸，少红烧，多清蒸、清炒、煲汤。

最后，提醒乙肝患者日常饮食应做到荤素搭配。在摄入动物蛋白的同时，也可适当摄入豆制品等植物蛋白，但不宜过量；应控制进食数量，以八分饱为宜，以免加重肝脏负担，延缓疾病恢复。

87/

胆结石患者应
如何注意日常饮食

　　鸡蛋及肉类需要胆汁和胰液分解，帮助消化，可引起胆囊收缩。在胆囊炎发作时，鸡蛋和肉类会刺激胆囊收缩导致疼痛，进而使结石在胆囊管卡住产生绞痛，或者排入胆总管引起梗阻，导致疼痛、高热、黄疸等症状。因此，胆囊结石患者在胆囊炎急性发作时，不能吃肉、鸡蛋等高脂食物。

　　没有症状的胆囊结石患者，为了补充人体每天所需的营养元素和维生素，食物营养搭配要合理，适当地吃点瘦肉、淡水鱼、淡水虾、鸡肉、兔肉等低脂肪高蛋白质的食物更健康。

　　胆囊结石患者要多吃含维生素 A 和维生素 C 的食物。维生素 A 对上皮细胞具有滋润营养的作用，能够减少胆固醇结石形成；维生素 C 可以促进体内多余的胆固醇转变为胆汁酸，降低胆汁中的胆固醇饱和度，减少胆结石形成的机会。绿色蔬菜、胡萝卜、番茄、白菜等富含维生素 A；各种新鲜水果，如鲜橙等富含维生素 C。

不饿不吃早饭是误区。人在早晨空腹时，胆囊内胆汁中的胆固醇饱和度较高。在正常吃早餐的情况下，由于胆囊收缩，使胆固醇随胆汁排出，同时食物刺激胆汁分泌，造成胆囊内残存的胆汁中胆固醇饱和度降低，而使结石不易形成。如不吃早餐，由于空腹时间过长，胆囊内胆汁贮存时间过久，导致胆汁中的胆固醇过于饱和，进而引起胆固醇沉积，逐渐形成结石。所以，早餐一定要认真吃。

多喝白开水能预防产生胆囊结石。喝白开水可稀释血液，降低胆汁的浓度，有助于预防结石形成。少喝含糖饮料，含糖的饮料可使血脂增高，易产生胆固醇类结石。胆结石患者如果没有特殊禁忌证，如严重的心、肺、肾脏疾病（特别是心衰、肾衰等），建议每天饮用2500毫升（约等于4~5瓶矿泉水的量）以上的水。

得了胆囊结石应少吃坚果。坚果类中多含有较多的脂肪。对于胆囊结石患者，高脂饮食会引起胆囊收缩，使胆囊结石更易嵌顿，所以平时应少食。如果一定要食用应该分在各餐之中少量多次进食，不要集中在一餐内。

88/

胆囊切除术后，
饮食有讲究

胆囊切除术后以低热量、低脂肪、高蛋白、高维生素为饮食原则，控制热量减轻体重，控制进食总量，每餐应以七八分饱（特别是晚餐要少吃）为宜。保持体重在理想范围内，超重和肥胖者应该减肥。手术后前 3 个月的养护尤为重要，饮食上应注意以下几点。

减少脂肪和胆固醇。讲究荤素合理结合，尽量减少食物中的脂肪和胆固醇含量，胆囊切除后，因缺乏足量浓缩胆汁，若过量摄入脂肪和胆固醇，会引起消化功能紊乱，重者出现脂性腹泻，导致营养不良。平时提倡使用植物油，避免摄入动物油，尽量少食浓肉汤、浓鸡汤、浓鱼汤等食物，减少摄入脂肪含量高的坚果类食物如花生、瓜子、核桃 、大杏仁、开心果等。严格限制动物内脏、蛋黄、鱿鱼、沙丁鱼、动物脑、鱼卵、蟹黄等含胆固醇高的食物，每周最多吃 4 颗鸡蛋，避免暴饮暴食或过度饥饿，尽量做到少量多餐。

补充优质蛋白质。补充充足的低脂优质蛋白质，有利于修复因胆囊炎和胆结石引起的肝细胞损害，可以选择鱼、虾、禽、豆腐及少油的豆制品等食物。

摄入足量的蔬菜水果。每天蔬菜摄入量应大于 500 克，水果至少有 2 种，来补充维生素、矿物质，以及膳食纤维，并且可以减少胆固醇的形成，减少脂肪和糖的吸收。

戒烟酒及少食冷硬、辛辣食物。吸烟酗酒都会加重肝脏负担，一定要戒烟、戒酒。少食冷硬辛辣等刺激性强的食物，如冰棍、冷饮、洋葱、蒜、姜、辣椒和胡椒等。

补充膳食纤维。多食含膳食纤维高的食物，包括玉米、小米、甘薯、燕麦等粗粮，以促进胆汁排泄。

讲究烹调方法。烹饪应力求清淡，最好采用清炖、蒸煮、煨汤等方法。避免油炸、烧烤、烟熏、半生半熟的烧煮方法，并尽量少用调味品，适应手术后胆道功能的改变，减轻消化系统的负担。

因个体差异，消化不良的症状大概会持续 3 个月至半年左右，随着时间的推移，胆总管逐渐扩张，会部分替代胆囊的作用，消化不良的症状也就会慢慢缓解。这时饮食也就能逐步过渡到正常了。

另外，胆囊切除患者要多参加体育活动，促进肠蠕动；要多食些富含纤维素的蔬菜、水果和粗粮，保持大便通畅；控制体重，避免肥胖；多食鲜奶和奶制品，牛奶中丰富的钙和维生素 A、维生素 D 等，能抑制或减少胆酸分泌。

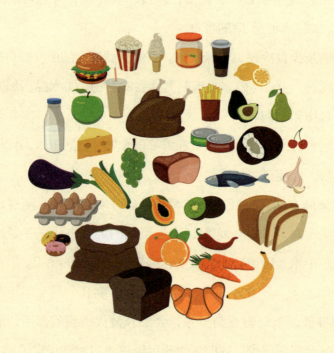

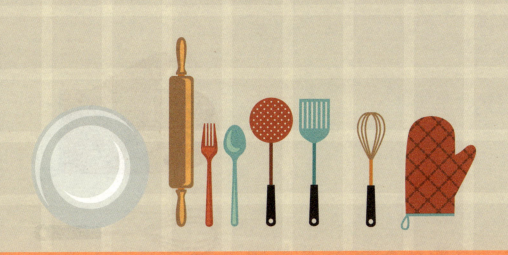

厨房安全，
把好舌尖上的
最后一关

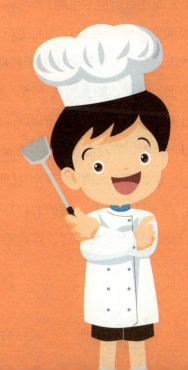

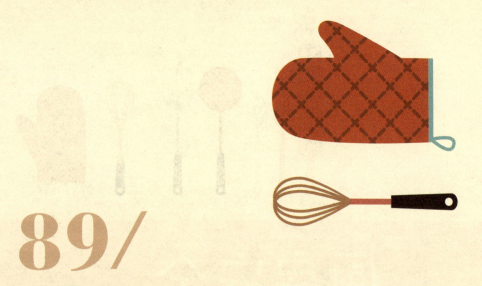

89/

如何避免厨房里的安全隐患

厨房应当是而且必须是家中最干净的地方，因为厨房是家人的饮食加工的地方，"工厂"的环境卫生事关"产品"的安全健康。那么平时我们应该从哪几个方面注意厨房卫生呢？

清洁台面。做饭前要先给厨房操作台面进行清理，菜板及厨具也要重新冲洗一遍；做饭过程中，接触生肉的用具应该及时用温水洗净；做完饭后应立即将台面、墙面、厨具擦洗干净。抹布最容易藏匿细菌，所以要经常更换，每天使用后最好用开水消毒 5~10 分钟。

消毒菜板和菜刀。菜板、菜刀也会有很多细菌，要经常洗烫、消毒，特别是切过生肉后，一定要用开水烫一下再切其他食物。

定期更换筷子。在一日三餐中，筷子很容易受到细菌侵染，尤其是长年不换的筷子，更容易让引起感冒、胃病等的病毒、细菌在家人中循环传染。因此，筷子应定期烫洗、更换。存放筷子的笼子或盒子要及时清洁。

炒菜后刷锅。炒完菜剩下的锅垢等残留物经过反复煎炸炒后，会产生苯并芘等致癌物，尤其是刚刚炸过食物的锅。每炒完一道菜，应该立刻刷锅，不给致癌物留机会。

剩饭剩菜及时冷藏。美国农业部数据显示，饭菜冷却的过程中，食物温度如果处在 4~60℃，在不到 20 分钟的时间里，细菌就会增加 1 倍，因此剩饭剩菜应该及时放入冰箱快速冷却。冷藏的熟食应在 4 天内吃完，冷冻的熟食不应超过 3 个月，并且食用前一定要迅速加热至 74℃以上。

冰箱食物不要塞太满。冰箱里的食物塞得过满，会使食物间细菌交叉感染的概率大大增加。存放时，生肉应该放在最下层，并保证与即食食物和其他果蔬分开，以防污染其他食物。每种食物间最好有一定距离，防止细菌通过接触传播。

注意冰箱温度。冰箱的内部温度通常在冰箱门外侧都有显示，一般情况下冷藏温度为 4℃、冷冻温度为 −18℃最好。如果冰箱没有温度显示的功能，最好将温度计放入一杯水中，置于冰箱中间的架子上，以便随时测控冰箱温度，保证食品安全。

90/

粮、豆类食物
保存不当，
小心发酶变质

有些人将粮食、豆类直接装入布袋，放在冰箱的冷藏室中，以为这样可以延长保质期。殊不知，这些食物在冷藏室仍然是会吸潮的。这是因为各种食物中的水分会发生转移，从冰箱中的水果蔬菜、剩饭剩菜中，转移到比较干的粮食、豆类当中。而且霉菌能够耐受冷藏室的低温，时间久了也有发霉的危险。如果冷藏室确实有空间可以存放，也必须先把粮食、豆子装进不透水的袋子，密封之后再放入冰箱。

即便是冷冻室，也有吸潮问题。因为在冷冻状态下，冰可以直接挥发为水蒸气，水蒸气还是会接触食品。这也是为什么冷冻食物的时候经常看到表面有白霜。从冷藏室或冷冻室取出食物时，表面都会产生水珠，如果不是密闭状态，吸潮就会很快。

建议在购买粮食、豆子的时候，优先购买抽真空的小包装。玉米和大米等都是易产生黄曲霉菌的食物，但真空条件下，霉菌活性很弱。要在晴朗干燥的天气打开粮食袋的真空包装，趁着干爽赶紧分装成在一两周内吃完的小袋。然后赶出袋内空气，夹紧封口，放在阴凉处储藏或者放在冰箱里。

用饮料瓶或奶粉罐保存粮食和豆子，不仅省地方，而且漂亮整齐。只是，要先保证粮食是干燥的，在干燥的天气装瓶，然后赶紧拧紧盖子。如果还不太放心，可以加入几粒花椒，有驱虫的作用，但是这样的话，在煮饭的时候可能会有微微的花椒香气。

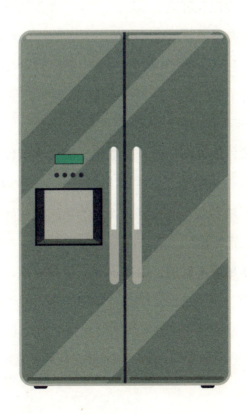

91/

鱼肉类食品的
保存和解冻要点

熟肉类可以放在保鲜盒中两三天，而腊肉香肠可以放在冰箱外的干燥凉爽处。鱼肉类需要事先分装成一次能吃完的数量，放入冷冻室。需要注意的是，生肉、熟食、蔬菜必须分开储藏，不要放在同一层、同一个抽屉或同一个保鲜盒当中。海鲜类和畜禽肉类最好也能尽量隔离，不要放在同一个保鲜袋中。

解冻的时候，把鱼肉提前一夜取出，放在冷藏位置。这样既避免损失营养，减少微生物繁殖，提高食物安全性，又能保持解冻均匀，使味道和口感保持不变。而且将冷冻好的鱼肉放在冰箱冷藏室中，就等于天然制冷，节能环保。

用热水解冻是最不好的，用冷水解冻稍微好点，临时着急解冻则可以求助微波炉。只要选择其中的"解冻"挡，就可以在几分钟之内让鱼肉解冻，不过这需要控制好解冻时间，否则如果食物形状不规则，很可能出现一部分已经变色，另一部分还是冰块的现象。

要达到理想的解冻效果，冷冻之前的准备也是非常重要的。要提高冷却的速度，让肉类尽快冻结，冷冻之前一定要把肉切成较薄的片，比如2厘米左右的厚度，最好是扁平状，且按一次能吃完的量分装进保鲜袋，然后平铺在冰箱速冻层快速冷冻，冻硬后再放入冷冻盒。这样不仅冻结速度更快，解冻也方便，因为薄片状态的食物升温也会更快。

　　千万不可以将肉类反复冻结、解冻。这样容易导致食物安全性降低，口感、风味都会严重变差。建议一次解冻之后，先全部烹调，然后再把烹好的食物分成若干小份，三天内能吃完的量可以放冷藏，其余分包冷冻起来，以后每次取一份食用。

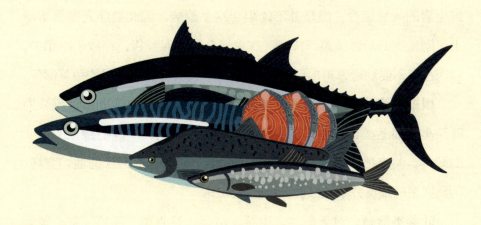

92/

蔬菜储藏不当，营养流失多

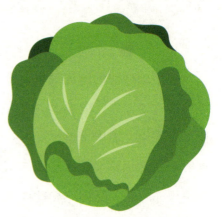

蔬菜的营养素含量与其颜色有关：绿色越深，胡萝卜素、维生素 K、叶酸、维生素 B_2 和镁的含量越高；橙黄色越深，胡萝卜素含量越高。其他活性物质的含量则与颜色无关。所以，选购蔬菜的时候最好选择一半深绿色叶菜，一半浅色蔬菜。

蔬菜当中所含的维生素 C 和生理活性物质在采收后很容易被分解。储藏温度越高，分解速度越快，例如在夏天 30℃以上的气温中暴露堆放，绿叶菜只需一天即可损失大部分维生素 C。放在冰箱里可以延缓维生素的降解速度，但是并不能阻止这个趋势。因此最佳方案是将早上买刚采收的新鲜蔬菜，按照一次食量分装进保鲜袋，存放于冰箱中，应当注意不要贴近冰箱内壁以免冻伤。每3天更新一次家里的蔬菜储备。

根据蔬菜种类选择合理的储藏条件。一般大家常买的蔬菜可分为叶菜类、根茎类、瓜类与茄果类、鲜豆类、菌类，不同的蔬菜所需要的湿度、温度都不同，如果储存的时候统一对待，只会加速他们变坏。因此买来的蔬菜并不能一股脑扔到冰箱里。

叶菜类储藏。对于菠菜、生菜、白菜、卷心菜、蒜苗、空心菜等叶菜类蔬菜的储存，是给保鲜盒或带塑胶条的保鲜袋中放几张厨房用纸，再将未清洗的蔬菜或清洗确保擦干的蔬菜放在其中，最后放入冰箱冷藏。过分潮湿会让叶菜们快速变蔫，厨房用纸却能让他们保持相对干燥。

根茎类储藏。对于土豆、红薯、山药、洋葱等根茎类的蔬菜，最好放在通风、阴凉的环境下，最多可以存放两个月。但对于已经切开的根茎类蔬菜，最好拿水浸泡放在冰箱中防止变色。同时，洋葱跟土豆最好不要同时放在一起，会使得洋葱快速变坏。

胡萝卜的保藏也是要包裹住厨房用纸或放入带孔的保鲜袋放到冰箱里，可以保鲜两周。但有时候买回来的胡萝卜带有绿色的胡萝卜缨子之类的，需要将其切掉再储存，否则那些绿色部分更容易腐坏。另外，豆角、茄子、番茄、青椒、黄瓜之类的瓜类与茄果类蔬菜可以在低温下储存4~5天。

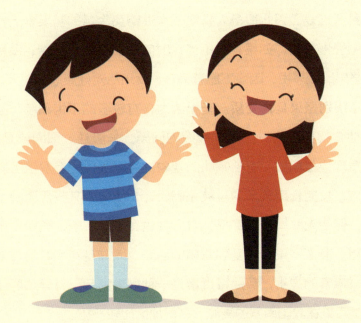

93/

坚果如何保存，
可避免毒素危害

坚果可分为树坚果和种子，前者如"四大坚果"——榛子、核桃、杏仁、腰果等，后者如各种瓜子、花生、松仁等。坚果富含不饱和脂肪酸、蛋白质、膳食纤维、维生素和矿物质，营养丰富、风味独特，深受消费者喜爱。因此很多人喜欢一次性购买大量的坚果食品，然后放在家中慢慢享用，如果存放不当，时间一长很容易受潮、发霉。加上有些坚果比较珍贵，因而不愿意丢弃，食用后对健康危害很大。

注意辨别坚果是否变质。坚果因为含有较多的不饱和脂肪酸，因此比其他食物更容易发生氧化酸败的问题。一般通过细闻或是品尝，就可以发现果仁酸败、有哈喇味的现象。这时坚果已经发生了脂质过氧化反应，长期食用较多的过氧化脂质，会使体内某些代谢酶系统遭受损伤，促使大脑早衰或痴呆，对心脏也有不利影响，长期食用还有致癌作用。很多坚果容易受到霉菌的污染，尤其是花生容易霉变，导致黄曲霉毒素的产生。黄曲霉毒素是一种剧毒物质，有导致肝癌的风险。这类污染在我国南方的高温、高湿地区比较严重。

不要购买大量坚果存放在家里，每次选购要适量，随买随吃。以选择购买有独立小包装的产品为佳。袋状包装的食品打开后如果不能马上吃完，应密封保存，最好在一周或半个月内吃完。如果购买了散装产品，最好先将食物摊开充分晾干，尽量放在密闭的包装或容器里，保存在干燥阴凉的地方，并趁新鲜的时候尽快食用。

　　低温低湿可以延长坚果的保质期。所以应将它们储藏在远离热源的阴凉干燥处，避免阳光直射，且留意其保存期限。尽量减少与空气、水分接触，坚果容易遭异味的渗透，应避免和有刺激性气味的食品存放在一起（如葱、蒜、香味浓烈的水果、海产品、清洁剂等）。适宜的保存室温为15℃以下，建议保存在密封的玻璃瓶或者塑料包装袋中，也可以放在干净的带盖铁盒里（如洗净的茶叶桶、奶粉桶）储藏。室内温度高时，可以密封后放冰箱冷藏。

　　如果发现坚果已经有轻微的霉味或者不新鲜的气味，要坚决丢弃。有害健康的食物是不能吃的！

94/

如何贮存剩菜，
才能减少亚硝酸盐的产生

　　并非所有的剩菜都需要担心亚硝酸盐过量的问题，因为蔬菜之所以会产生亚硝酸盐是由于蔬菜本身含有硝酸盐，然后被细菌中的硝酸还原酶还原成为亚硝酸盐，过量时可能对身体产生危害。也就是说，如果蔬菜本身所含的硝酸盐含量较高，才会存在亚硝酸盐过量的风险。

　　不同种类的蔬菜，隔夜后亚硝酸盐含量不同。按照植物学部位来分类，蔬菜中的硝酸盐含量按照从低到高的顺序为：种子 < 果实 < 鳞茎 < 薯块 < 花 < 根茎 < 叶片 < 叶柄。也就是说豆角、番茄、黄瓜、西葫芦、茄子、洋葱之类的蔬菜中硝酸盐含量原本就很低，无须担心亚硝酸盐问题，而芹菜、菠菜、白菜、青菜、韭菜和萝卜之类就需要有这种担心。即便如此，隔夜菜中的亚硝酸盐含量实际上依然是相当低的，完全不会对人体构成健康威胁。

　　隔夜剩菜的亚硝酸盐含量并不高。实验表明，如果烹调后不加翻动直接放入 4℃的冰箱，菠菜、青菜等绿叶菜在 24 小时之后的亚硝酸盐含量约从 3 毫克 / 千克上升到 7 毫克 / 千克，这仍然是很低的含量。

人体摄入 0.2 克亚硝酸盐才有可能发生中毒，需要吃近 30 千克的隔夜菜才行，显然这是不可能的，所以即便吃半斤剩菜完全无须担心亚硝酸盐过量的问题。

巧妙储存更安全。吃不完的菜要提前拨出来，然后放入冰箱保存，不要翻动很久后在室温下存放。这样就能很好地控制亚硝酸盐的产生量，保证剩菜的安全性。或者可以先把蔬菜用沸水焯过，其中的硝酸盐和亚硝酸盐含量大大下降，再放冰箱保存就更无须担心了。

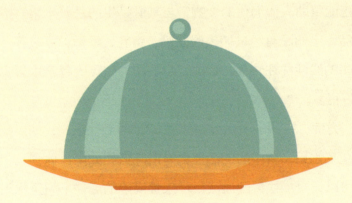

95/

蔬菜生吃还是熟吃，
要根据体质量力而行

很多人听说生的蔬果中含有很多酶类，可以帮助人体消化。其实，对于消化能力强的人来说，蔬果中的酶大部分在胃中便被杀灭了，因为胃液的 pH 值在 2 以下，而蔬菜水果中的酶在 pH 值为 3 以下的环境中几乎就没有活性了。

对于胃液不足、消化能力较差的人来说，蔬菜水果中的酶可以在一定程度上发挥作用。不过，这些酶未必都是有益的酶，比如氧化酶就会破坏多种维生素。

真正能帮助人体消化的食物，与其说是生的蔬菜水果，不如说是发酵食品，比如没有经过加热的酸奶、腐乳、醪糟、豆豉等。因为微生物中酶的活性往往较高，耐热、耐酸能力强，比蔬菜水果中的酶作用效果好得多。

另一方面，人体的消化酶在体温 37℃时活性最高，如果吃进去大量冷的蔬菜水果，胃中酶的活性会有所降低。如果身体强壮，产热能力强，可以通过加快胃部血液循环来提高酶的活性；如果本来身体虚弱怕冷，产热能力差，血液循环不好，消化液分泌不足，多吃生冷食物，很容易产生胃胀、腹胀等不适。产妇不能吃生冷食物，也是这个道理。

同时，生蔬菜中含有较多未经软化的纤维，对肠胃有一定的刺激作用。由于生吃蔬菜需要仔细咀嚼，对控制食量有好处，比较适合胃肠消化功能很好的超重或肥胖者，以及高血压、高血脂、糖尿病等慢性病患者。如果本人瘦弱、贫血、食欲不振、食量偏小，相比而言就不太适合经常生吃大量蔬菜。

适宜生吃的蔬菜。胡萝卜、黄瓜、西红柿、柿子椒、莴苣、白菜、卷心菜、茄子、菜花、辣椒、洋葱、芹菜等。

生吃的方法。直接洗净生吃；饮用自制的新鲜蔬菜汁；或将新鲜蔬菜凉拌，可酌情加醋，少放盐。

适宜熟吃的蔬菜。颜色深绿或橙黄的蔬菜都含有丰富的胡萝卜素，最好能够熟吃。

熟吃的方法。采用"高温短时"的加热方式，能够较好地保存营养素；而长时间地油炸、炖煮或先煮再炸、先炸后烧、先蒸后煎等复杂的烹调方式，都不适合烹调蔬菜。

96/

美味不油腻的
绿叶菜吃法

外出就餐时经常能听到厨师挂在嘴上的那句：油多不坏菜，素菜尤其要多放油，这叫素菜荤做。实际上，这种表面飘着一层油的菜品，吃起来除了油腻就是味精的味道，将蔬菜原本的味道全部遮盖，远不如在家炒的蔬菜好吃。

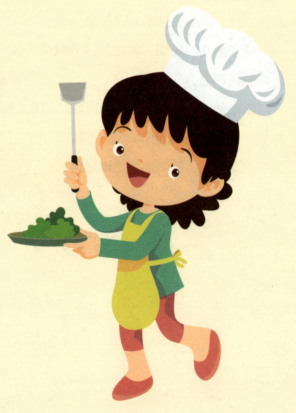

我们知道，绿叶菜的营养价值基本位于所有蔬菜之首，但是如何将高营养价值的绿叶蔬菜做得低脂又美味呢？

白灼。先烧一锅水，烧开后撒入一小勺油和一小勺盐；把蔬菜洗净，分批放进滚沸的水里，焖大约半分钟。再次滚沸后立刻捞出，摊在大盘中放凉。在锅中加一汤匙油，按喜好炒香调料，如葱姜蒜等，加入两汤匙白水。再加鲜味酱油或豉油1汤匙，马上淋在蔬菜上即可。或者可以用冷调法，加少量酱油或盐，再加少许醋和香油来拌。按喜好可以加入胡椒粉、辣椒油、鸡精、熟芝麻等来增加风味。注意控制调味汁的咸味，尽量淡一点。

炒食。香辛料，如葱、姜、蒜、花椒、大茴香等，下锅用中小火，稍微煸1分钟。然后转大火，立刻加入蔬菜翻炒，通常也就炒2分钟。如果菜不大容易熟，可以盖上焖半分钟，让蒸汽把所有菜熏熟。赶紧关火，加入少量盐拌匀即可。起锅关火时，还可立刻加半汤匙生抽酱油翻匀，起到提香的效果。

蒸食。就是把绿叶菜，比如芹菜叶、萝卜缨、蒿子秆、小白菜等绿叶菜切碎，撒上一些面粉、玉米粉或豆粉，轻轻抓匀之后，放在锅里蒸10~15分钟，就充分熟了。这时面粉吸收了水分，均匀地裹在蔬菜表面，既能防止水分散失，又能给蔬菜裹上一层薄薄的"糊"，让它容易沾上调料。用蒜泥、香醋、香油、花椒油、辣椒油等配成调味汁，浇在蒸菜上，这样做成的蒸菜香浓可口。操作的关键是控制蒸菜时间，不要蒸得过久，影响颜色和风味。

97/

烹调中的减盐小妙招

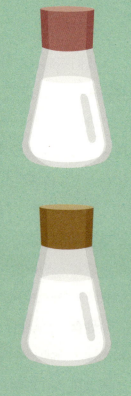

为了家人的健康和美丽，应时刻提醒他们远离过量吃盐的坏习惯，控盐是健康饮食的第一要务。那么平时的饮食中，除了不要追求重口味的菜肴之外，家庭烹调中应如何控制盐分呢？

注意以下小细节，饮食减盐更容易。

（1）不要吃加盐制作的主食。比如各种咸味的饼、加盐和碱制作的挂面和拉面、加盐发酵的面包。

（2）尽量少吃加工肉制品。比如咸肉、火腿、培根、香肠、灌肠、火腿肠等，这些产品的盐含量非常高。即便吃，也一定要配合不加盐或少盐的食物一起吃。

（3）不要贪吃加盐的零食。薯片、锅巴、蜜饯、瓜子、鱼片干、鱿鱼丝、调味坚果之类的零食中都含有大量的盐，少吃为宜。

（4）不喝咸味的汤。可以将咸汤改成小米粥、玉米片汤、茶水之类完全不含有盐的流食。

（5）做凉拌菜时多放醋，加少量糖和鸡精增加鲜味，不要放盐，或者至少做到凉拌菜上桌前才加盐。不要先用盐腌出水，把水挤掉，再放盐和香油调味。

（6）炒蔬菜时尽量在起锅时，甚至起锅后再放盐。晚放盐不仅能够防止过多的盐进入食品内部，也能减少维生素 C 的损失和炒菜中的出水量。做菜时，放了鸡精就不要放盐，控制总钠量。

（7）咸菜和未加盐的菜搭配着吃。把小番茄、黄瓜丁、生菜等原味菜放在桌上，配浓味的菜吃。

（8）吃火锅、紫菜饭卷、蘸酱菜之类食物的时候，尽量少蘸一点蘸料，吃的速度慢一点。

（9）吃饭速度慢一点，尽量少吃快餐。快餐中的盐含量通常会明显高于家庭制作的饭菜。另外，人们在狼吞虎咽的时候，很容易进食过量，进而导致盐分摄入增多。

（10）隔一天吃一顿无盐餐，比如早餐或晚餐完全不吃咸味的食物。比如早餐以全麦面包为主食，配合燕麦奶昔或豆浆，加点葡萄干、杏干、枣肉等水果干调味，再吃些小番茄和水果。

最后，提醒各位家长，不要因为孩子不爱吃饭就用鸡精或味精提味。幼儿的味觉极其敏锐，不能按成年人的味觉喜好来烹调幼儿的食物。

98/

浸泡和焯烫，可以让蔬菜吃起来更安全

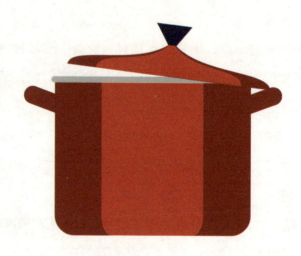

理论上来说，浸泡时间较短，对细胞结构尚未产生破坏之前是不会造成营养素损失的。焯烫则不然，它既能够增加细胞膜渗透性而造成细胞内容物溶出，又会因为加热和氧化导致食物成分发生变化。实验表明，随着焯烫时间的延长，蔬菜中的维生素C、B族维生素等水溶性维生素含量下降，酚类物质的含量也会下降，钾离子也随着焯烫时间的延长逐渐溶入水中，从而损失增大，镁元素也会有部分损失。不过，焯烫还是可以保存一部分营养成分的，比如不溶于水的类胡萝卜素和维生素K，不溶于水的钙、铁等元素含量都不会下降。

虽然泡和焯会在一定程度上导致蔬菜的营养成分有所损失，但是却可以有效地去除蔬菜中大部分农药，让消费者吃起来更放心。

以下就是关于蔬菜浸泡和焯烫的利弊及注意事项。

（1）没吸收进去的有机磷农药可以洗掉。吸收进去的也能通过焯烫去掉，但它本来就不容易蓄积中毒，加热也容易分解。而有机氯农药和重金属洗不掉、焯不掉，会蓄积起来造成中毒。

（2）一定要先用流水洗净蔬菜，此后可以浸泡一会儿，但时间不宜过长，以20分钟之内为宜，不要搓洗伤害细胞。

（3）焯烫虽然能有效去掉农药和草酸，但同时也会损失很多营养和保健成分。是否要这么做，看自己的选择。如果选择焯烫，请尽量缩短时间。

（4）亚硝酸盐可以通过焯烫去除，但对于新鲜蔬菜来说，这并不是安全隐患。因为新鲜的蔬菜不仅亚硝酸盐含量低，而且营养素含量高，不必刻意经过焯烫去除亚硝酸盐。

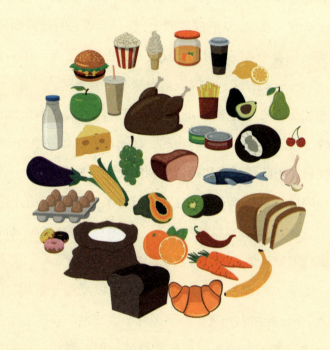

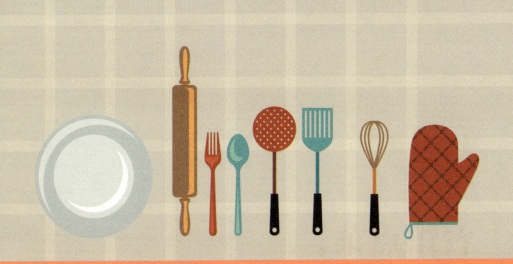

在外吃饭要当心

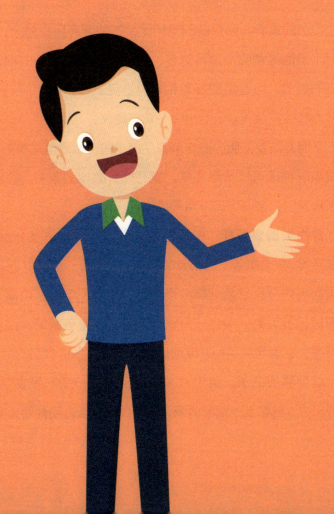

99/

餐馆点菜，
怎么搭配营养又健康

　　饭店的菜肴与家里做的菜相比，各种调料用量偏大，特别是食盐、味精、酱油等调味品放得过多，会使人体摄取过多的钠，增加得高血压病的风险。可是亲朋好友相聚，难免下馆子，如何点一桌老少咸宜的营养餐呢？营养专家给出以下几点建议。

　　烹调方法要低脂。煎炸菜肴尽量少些，水煮鱼之类的油腻菜肴，每餐只点一种即可。多点些蒸、煮、炖、凉拌的菜肴。特别是凉菜，应以素食为主，最好选择一两种生拌菜。

　　食物类别要多样。把食物划分成肉类、水产类、蛋类、蔬菜类、豆制品类、主食类等。各类食物都有一些，而不是集中于肉类和水产类。在肉类当中，也尽量选择多个品种，猪肉、牛肉、鸡肉、鸭肉等都可以考虑。蔬菜类当中也分为绿叶蔬菜、橙黄色蔬菜、浅色蔬菜、菌类蔬菜等，尽量增加品种，或选择原料中含有多种食品的菜肴。

　　点足够的蔬菜。鱼肉过多、蔬菜不足，是一般宴席的固有缺陷。一般来说，宴席上一荤配两素，比较合适。素食品种要繁多，精彩美味；

荤菜不在多而在精。这样的一餐能给人留下美好而深刻的印象。

主食宜早上。绝大部分宴席都是吃饱了大鱼大肉才考虑是否上主食，这样既不利于蛋白质的利用，又给身体带来了负担，而且不利于控制血脂。为了不影响人们的兴致，可以在凉菜中配一些含有淀粉的品种，在菜肴中搭配有荷叶饼、玉米饼等主食的品种，还可以早点上小吃、粥等食品，既能调剂口味，又能补充淀粉类食物。

粗粮、豆类和薯类要齐全。比如说，有些凉菜就含有粗粮，如荞麦粉、莜面等。又比如，有些菜肴中含有马铃薯、甘薯和芋头。还有一些餐馆供应紫米粥、玉米饼、荞麦面、绿豆面之类的小吃。这些都是粗粮的来源。少点酥类小吃，它们通常都含有大量的饱和脂肪酸。

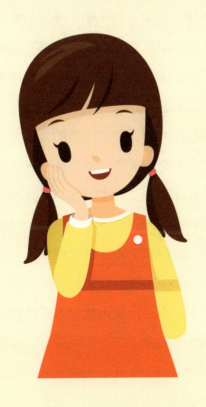

100/

下馆子，如何辨别地沟油

所谓地沟油，未必是地沟里捞出来的油，在厨房里炸了又炸的油，或剩菜回收利用的油，其实都属于地沟油的范畴。地沟油中的有毒致癌物会不断积累，反式脂肪酸含量越来越高，对身体有用的成分越来越少，还会促进发胖、脂肪肝、高血压、心血管损伤等。那么平常我们该如何辨别哪些存在地沟油隐患呢？

看菜单。如果是用油炸、油煎法做的菜，若看到干锅、干煸、香酥等字样，说明菜肴的烹调需要大量的油或者需要油炸处理。这些油不太可能是第一次用，即便不属于口水油或地沟油，质量也好不了太多。高温加热会使油脂发生反式异构、聚合、环化、裂解等变化。相比而言，蒸、煮、炖、白灼、凉拌等烹调方式对油脂的品质影响小，而且无须反复加热烹调油，不容易引来地沟油的麻烦。

查口感。尝尝菜的口感，就知道油的新鲜度怎么样。新鲜合格的液体植物油是滑爽而容易流动的，即便油多，也绝无油腻之感。在水里涮一下，也比较容易涮掉。反复使用的劣质油黏度上升，口感黏腻，吃起来没有清爽感，甚至在热水中都很难涮掉。

观剩菜。菜打包回家之后，放在冰箱里，过几个小时取出来。如果油脂已经凝固成半凝固状态，说明油脂质量低劣，其中的反式脂肪酸和饱和脂肪酸含量高，很可能是多次加热的油，甚至是地沟油。如果是这样，剩菜不如扔掉，这样的餐馆也不要再去第二次。

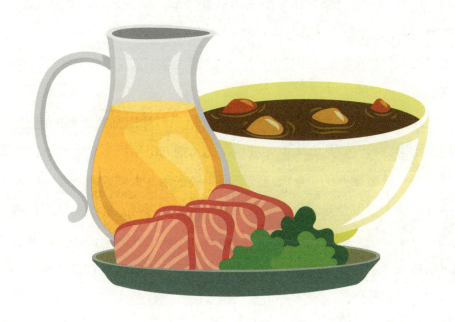

101/

餐馆吃饭，
如何辨别原料的新鲜度

　　餐馆的原料通常会比家里的原料低一个档次，污染程度怎么样，新鲜程度怎么样，是否来源于规范渠道，是否有食品安全标志，顾客很难控制，甚至难以知晓。所以，要特别注意观察菜肴的状态，从中获取原料质量的信息。

　　查口感。现在餐馆都非常善于把低档原料做出高档原料的感觉，比如用嫩肉粉可以把老牛肉变成小牛肉，把老母猪肉变成高档肉，还能让肉充分吸水，把一斤肉当成一斤半肉来用。人们常常发现，水煮牛肉的肉不仅颜色粉红、异常柔软，而且膨大异常，形状扭曲，看不出是片还是块。其实，这样的肉，通常并不是上好的肉，好牛肉是舍不得这么做的。在吃辣子鸡丁、回锅肉等菜的时候，我们会发现肉片或肉丁经过油炸已经基本变干，甚至发脆。这样的肉，通常也不是新鲜的肉，而是因为缺乏香味甚至有异味，特意深度油炸，让它产生焦香，掩盖异味。

辨滋味。点菜的时候，尽量选择调味比较清淡的菜肴，原料的安全最有保障。这是因为在调味比较清淡的时候，原料的任何不良味道都会暴露出来。如果菜肴中加入大量的辣椒、花椒和其他各种香辛料，或者加入大量的糖和盐，就会让味蕾受到强烈刺激，很难体会出原料的新鲜度，甚至无法发现原料是否已经有了异味。而麻辣味、香辣味食品，正是因为既迎合了人们追求刺激的本性，又方便店家利用浓重的调味来掩盖低质量原料，从而降低原料成本，用低价打开市场。所以，越是味道浓重的食品，越要认真品味其中的本味，避免被劣质原料危害。

嗅风味。对于各种凉菜、主食、点心和自制饮料，也要提高警惕。如果用了反复加热的炒菜油，不仅能吃出油腻感，还能吃出不清爽的风味来。如果点心或凉菜里加入了已经氧化酸败的花生、花生碎或芝麻酱，就能嗅出"哈喇味"。如果使用了陈年的黄豆，打出来的豆浆会有不新鲜的风味。如果用了久放发霉的原料，煮出来的粥也会带上相应的不良风味，就餐时一定要仔细品味。

102/

喝酒前，
先吃点什么对胃伤害小

　　去喝酒之前吃点东西，一则能够在胃里形成一层保护屏障，减少对胃黏膜的刺激；二则使酒精和食物混合在一起，降低酒精的浓度，延缓酒精吸收；三则可以摄入酒精代谢所必需的营养物质。可是，具体吃什么才好呢？

　　奶类和豆浆等蛋白质饮料。特别是酸奶，质黏稠，往往还加入植物胶增稠剂，在胃中停留时间较长，有利于稀释酒精，并延缓酒精吸收。乳饮料虽然营养价值远不如牛奶和酸奶，但是其中含有增稠剂，也对胃黏膜有一定的保护作用。这些饮品喝起来方便，准备起来也方便。喝酒的间隙也可以喝。

　　富含果胶的水果和蔬菜。比如山楂、苹果、菜花、南瓜之类的蔬菜。这类食品要多吃一些才行，其中的果胶也有延缓食物成分吸收的作用，而且这些食品中的水分含量也较大，能帮助稀释酒精。由于它们热量很低，多吃一些不必担心肥胖问题。

富含淀粉的食物。淀粉类大分子能和酒精结合，延缓酒精吸收。富含直链淀粉的食物更为理想，比如豆类食品。这是因为酒精能够钻进淀粉分子的螺旋结构当中，形成"包合物"。

富含 B 族维生素的食物。如不油腻的内脏、粗粮、奶类、蛋黄、菇类等。必要时可以口服复合 B 族维生素片，对身体有益无害。酒精在肝脏中的代谢需要它们的帮助。这种小药片在所有药店有售，喝酒前提前吃两粒很方便。

最后，值得注意的是，无论如何都要尽量避免空腹饮酒，避免饮酒过快过多。饮酒的同时要正常吃饭菜，不要喝咖啡、可乐、提神饮料等，以免加大肝脏负担。喝多了酒之后，要及时吐掉，以减少对胃的伤害。

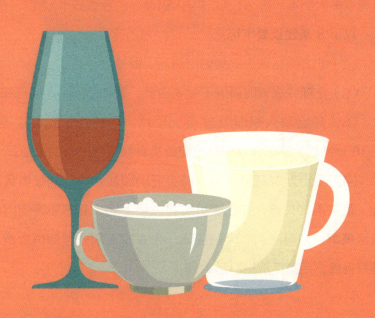

103/

吃火锅，
这8条要记住

用新鲜的食材涮火锅，可以吃到新鲜出锅的食物。可以说，涮火锅是加工环节最少的一种烹调方法。只要原料质量有保障，涮火锅确实是相当健康的吃法。不过，这么好的健康美食，不加注意也会对肠胃造成很大伤害。那么，平时吃火锅最好注意哪些事项呢?

以下8条建议要牢记。

（1）北方地区涮火锅提倡用清汤，既健康，又安全。

（2）吃辣味火锅时最好不要喝白酒，喝啤酒的话，要选择常温的。

（3）开始涮火锅时就放点土豆片、山药片、红薯片等进锅里，8~10分钟后就熟了，尽早吃点淀粉类食物有利于保护胃肠。

（4）多点新鲜蔬菜，可以减少亚硝酸盐合成亚硝胺类致癌物的危险。蔬菜不宜久煮，并且要早点将蔬菜下锅，而不要等到肉涮完之后再涮蔬菜。如果汤内有大量浮油，先去掉大部分浮油再放蔬菜；如果是鸳鸯锅，把蔬菜放进白汤中涮。

（5）把滚烫的食物先放在盘子里晾凉，或放在蘸料中充分没一下，降低温度后再吃。

（6）吃七分饱就停下来，宁可剩下也不能伤害自己的胃。

（7）饱餐火锅后尽量不喝任何冷饮或吃其他冷食。

（8）吃了涮肉之后，下一餐一定要清淡一些，多吃粗粮、豆类、蔬菜，尽量补充有利于预防癌症的膳食纤维、维生素C和抗氧化保健成分。

此外，还有些人喜欢喝火锅汤。实际上，火锅汤除了含有让痛风病人担心的嘌呤类物质，还含有亚硝酸盐和亚硝胺类。

如果一定要喝火锅汤，就要注意以下3点。

（1）在涮火锅之后，不同汤底类型，其汤底中的亚硝酸盐含量差异很大。用本身富含亚硝酸盐的酸菜和海鲜做汤底时，亚硝酸盐含量特别高。相比而言，清汤、骨头汤、鸳鸯汤等比较安全。

（2）涮火锅的食品不同，涮火锅后汤的危险性也不同。涮酸菜、海鲜类高亚硝酸盐的食品之后，喝汤时应更加小心。

（3）如果要喝汤，不宜在涮火锅结束的时候喝，在涮火锅开始之后半小时内喝最放心。

104/

吃食堂，
怎样避免营养不良

　　学校食堂总是没有家里父母给孩子做的食物营养搭配合理，经过调研发现，食堂里面的营养问题主要存在以下三种类型。

　　第一类是蛋白质不足类型。这种食堂肉、鱼、蛋、奶类食物供应严重不足，就算菜里放了一点肉，总量也超级少。比如说，肉末炒豇豆，只有非常少的肉末，还有一半是肥的；肉丝胡萝卜炒青椒，只有屈指可数的几条肉丝；所谓肉丸子呢，大部分都是淀粉或土豆泥做的，再加点肥肉馅；番茄炒蛋里面只有很少一点鸡蛋。

　　解决方案：蛋白质的主要来源是鱼、肉、蛋、奶和豆制品，所以可以自己购买这些食物补充营养。增加肉类，可以在超市购买盒装的酱牛肉、烧鸡等有包装的肉类制成品，也可以买些牛肉干之类的零食；增加鱼类，可以在超市购买盒装罐头鱼；增加蛋类，可以在超市购买包装好的卤蛋、罐头鹌鹑蛋等产品；增加奶类，买常温下可以长期存放的牛奶（如果乳糖不耐受喝了胀气就买无乳糖的牛奶），或者奶粉、酸奶都可以。

第二类是蔬菜不足类型。这种食堂大鱼大肉倒是顿顿都有供应，但是蔬菜严重不足，或是只有白菜、萝卜、土豆、番茄那么少数几种，绿叶蔬菜基本上见不到。

解决方案：可以在超市购买番茄、黄瓜、生菜、苦菊等能够直接入口吃的蔬菜，以及罐头装的甜豌豆、红腰豆、口蘑等熟制品，自己洗干净用饭盒带到食堂，然后自己加一些超市购买的千岛酱、芝麻调味汁、香菇酱等调味品，拌一拌吃。

第三类是油盐过多、杂粮薯类不足类型。除了大米饭白馒头和加了油的炒饭、面点，根本看不到杂粮薯类的踪影。

解决方案：油盐太多，可以自己用保温杯带一杯热水，吃饭的时候用来涮菜，把多余的油和盐尽量去掉；没有杂粮薯类，可以用烤红薯之类替代一餐中的部分主食，或者将即食燕麦片，用开水冲一碗燕麦粥，替代半碗米饭。

105/

吃快餐，怎样才能
减少对身体的危害

快餐，特别是富含高油、高脂、高糖的垃圾食品，容易导致身体发胖，引发多种疾病，危害身体健康。吃快餐主要有以下坏处。

营养供应有欠均衡。只注重肉类、糖类及油脂类供应，缺乏了蔬菜、水果、纤维素等。而维生素及矿物质等比较缺乏，所以长期食用快餐会导致营养失衡。

热量供应过量。快餐以油脂及单糖类为主要的能量供应者，所以人体可能会不知不觉中便摄取了超过每日所需的能量。而且油多，如果又是动物性脂肪，就会含有过高的饱和脂肪，容易导致胆固醇过高，危害心脏健康。

盐分供应过多。大多数快餐会放很重的调味料，含有大量的盐分，对心脑血管及肾脏全无益处，长久食用的话，身体健康定会受损，只是危害并不立竿见影，往往就被忽视了。

如果真的不能拒绝垃圾食品，那么我们就要想一个好方法将危害降到最低。为了使你的快餐食品大餐变得更健康，应尽量参考以下建议。

选餐前仔细研究。由于公众对健康饮食越来越重视，很多快餐食品连锁店已经在海报、托盘衬垫或者是自己的网站上，主动注明了食品的热量和营养成分。所以，预先了解相关的营养和热量信息很重要，能帮你做出更好的选择。

不图廉价，吃出精致。你总是被快餐店的点餐员问到，只需加2元就能升级到大号套餐，里面有更多的肉和汽水。你能吃到更多，看起来也更省钱，但事实上，原本没有超标的能量，跟着你升级的套餐一同升级了。试着得到更小份的食品，这看似不省钱，却少吃很多，腰包变小同样也能使你的腰围变小。

尽量避免酱料包。一定要警惕随餐赠送的调料和酱汁。番茄酱、芥末或者烤肉酱都含有不亚于薯条的热量指标。不要怕口味不够浓郁，汉堡中本身已经添加足量的酱汁以保证美味，而不蘸番茄酱干吃薯条，能减少 20% 的热量摄入，且别有风味。

坐下来吃，不要走着吃。显然，坐下来吃花费的时间会更多，但是你将会吃得更少。比如当你一边开车一边吃东西的时候，你将很少注意到塞进嘴里的食品到底有多少。像吃一顿正餐一样，气定神闲、细嚼慢咽，这样才不会吃得更多，也不会饿得更快。

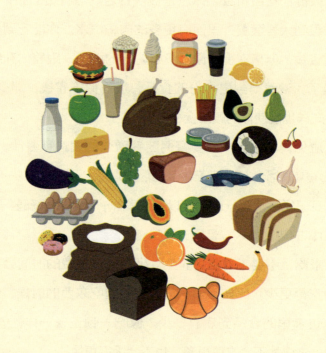